U0223215

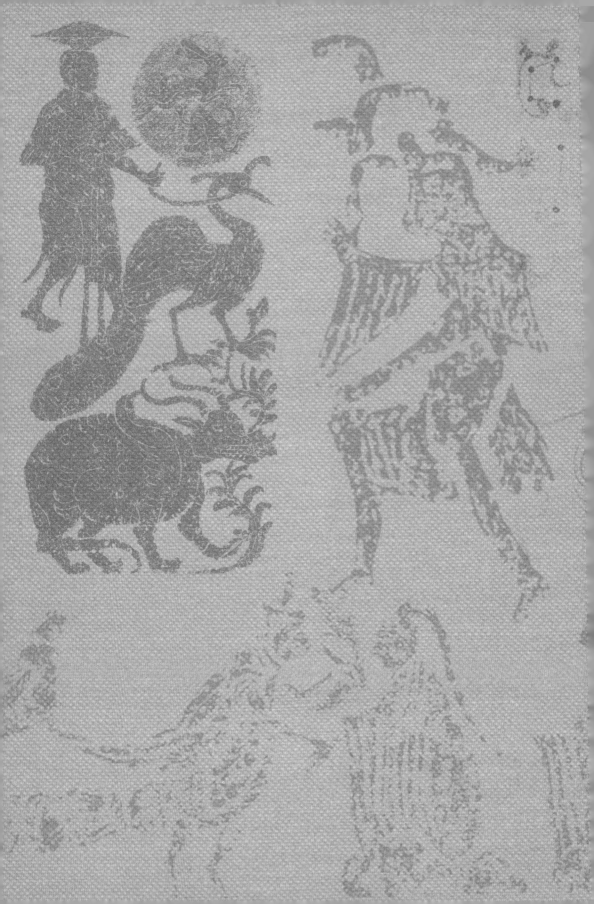

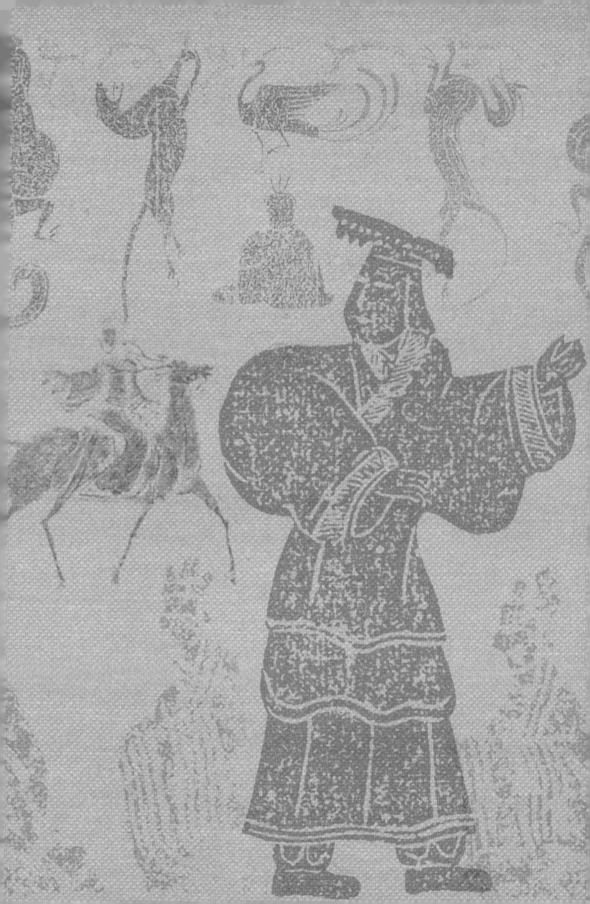

中国古医籍整理丛书（续编）

袖珍小儿方

明·徐用宣 编集

赵 艳 刘蕴葭 林鹏妹 校注

全国百佳图书出版单位

中国中医药出版社

·北 京·

图书在版编目（CIP）数据

袖珍小儿方／（明）徐用宣编集；赵艳，刘蕴葭，林鹏妹校注 . --北京：中国中医药出版社，2024. 10.
（中国古医籍整理丛书）．
ISBN 978 - 7 - 5132 - 8886 - 6

Ⅰ. R289. 348
中国国家版本馆 CIP 数据核字第 202447NN25 号

中国中医药出版社出版

北京经济技术开发区科创十三街 31 号院二区 8 号楼
邮政编码　100176
传真　010 - 64405721
北京盛通印刷股份有限公司印刷
各地新华书店经销

开本 710×1000　1/16　印张 9.5　字数 104 千字
2024 年 10 月第 1 版　2024 年 10 月第 1 次印刷
书号　ISBN 978 - 7 - 5132 - 8886- 6

定价　42. 00 元
网址　www. cptcm. com

服 务 热 线　010 - 64405510
购 书 热 线　010 - 89535836
维 权 打 假　010 - 64405753

微信服务号　zgzyycbs
微商城网址　https：//kdt. im/LIdUGr
官 方 微 博　http：//e. weibo. com/cptcm
天猫旗舰店网址　https：//zgzyycbs. tmall. com

如有印装质量问题请与本社出版部联系（010 - 64405510）

国家中医药管理局
中医药古籍文献传承专项
专家委员会

前言

中医药古籍是中华优秀传统文化的重要载体，也是中医药学传承数千年的知识宝库，凝聚着中华民族特有的精神价值、思维方法、生命理论和医疗经验，也是现代中医药科技创新和学术进步的源头和根基。保护好、研究好和利用好中医药古籍，是弘扬中华优秀传统文化、传承中医药学术、促进中医药振兴发展的必由之路，事关中医药事业发展全局。

中共中央、国务院高度重视中医药古籍保护与利用，有计划、有组织地开展了中医药古籍整理研究和出版工作。特别是党的十八大以来，一系列中医药古籍保护、整理、研究、利用的新政策相继出台，为守正强基础，为创新筑平台，中医药古籍事业迈向新征程。《中共中央 国务院关于促进中医药传承创新发展的意见》《关于推进新时代古籍工作的意见》《"十四五"中医药发展规划》《中医药振兴发展重大工程实施方案》等重要文件均将中医药古籍的保护与利用列为工作任务，提出要加强古典医籍精华的梳理和挖掘，推进中医药古籍抢救保护、整理研究与出版利用。国家中医药管理局专门成立了"中医药古籍工作领导小组"，以加强对中医药古籍保护、整理研究、编辑出版以及古籍数字化、普及推广、人才培养等工作的统筹，持续推进中医药古籍重大项目的规划与组织。

2010 年，财政部、国家中医药管理局设立公共卫生资金专项"中医药古籍保护与利用能力建设项目"。2018 年，项目成果结集为《中国古医籍整理丛书》正式出版，包含 417 种中医药古籍，内容涵盖了医经、基础理论、诊法、伤寒金匮、温病、本草、方书、内科、外科、女科、儿科、伤科、眼科、咽喉口齿、针灸推拿、养生、医案医话医论、医史、临证综合等门类，时间跨越唐、宋、金元、明以迄清末，绝大多数是第一次校注出版，一批孤本、稿本、抄本更是首次整理面世。第九届、第十届全国人大常委会副委员长许嘉璐先生听闻本丛书出版，欣然为之作序，对本项工作给予高度评价。

2020 年 12 月起，国家中医药管理局立项实施"中医药古籍文献传承专项"。该项目承前启后，主要开展重要古医籍整理出版、中医临床优势病种专题文献挖掘整理、中医药古籍保护修复与人才培训、中医药古籍标准化体系建设等 4 项工作。设立"中医药古籍文献传承工作项目管理办公室"，负责具体管理和组织实施、制定技术规范、举办业务培训、提供学术指导等，全国 43 家单位近千人参与项目。本专项沿用"中医药古籍保护与利用能力建设项目"形成的管理模式与技术规范，对现存中医药古籍书目进行梳理研究，结合中医古籍发展源流与学术流变，特别是学术价值和版本价值的考察，最终选定 40 种具有重要学术价值和版本价值的中医药古籍进行整理出版，内容涉及伤寒、金匮、温病、诊法、本草、方书、内科、外科、儿科、针灸推拿、医案医话、临证综合等门类。为体现国家中医药古籍保护与利用工作的延续性，命名为《中国古医籍整理丛书（续编）》。

当前，正值中医药事业发展天时地利人和的大好时机，中医药古籍工作面临新形势，迎来新机遇。中医药古籍工作应紧紧围绕新时代中医药事业振兴发展的迫切需求，持续做好保护、整理、研究与利用，努力把古籍所蕴含的中华优秀传统文化的精神标识和具有当代价值、世界意义的文化精髓挖掘出来、提炼出来、展示出来，把中医药这一中华民族的伟大创造保护好、发掘好、利用好，为建设文化强国和健康中国、助力中国式现代化、建设中华民族现代文明、实现中华民族伟大复兴贡献更大力量。

中医药古籍文献传承工作项目管理办公室

2024 年 3 月 6 日

许 序

　　"中医"之名立，迄今不逾百年，所以冠以"中"字者，以别于"洋"与"西"也。慎思之，明辨之，斯名之出，无奈耳，或亦时人不甘泯没而特标其犹在之举也。

　　前此，祖传医术（今世方称为"学"）绵延数千载，救民无数；华夏屡遭时疫，皆仰之以度困厄。中华民族之未如印第安遭染殖民者所携疾病而族灭者，中医之功也。

　　医兴则国兴，国强则医强。百年运衰，岂但国土肢解，五千年文明亦不得全，非遭泯灭，即蒙冤扭曲。西方医学以其捷便速效，始则为传教之利器，继则以"科学"之冕畅行于中华。中医虽为内外所夹击，斥之为蒙昧，为伪医，然四亿同胞衣食不保，得获西医之益者甚寡，中医犹为人民之所赖。虽然，中国医学日益陵替，乃不可免，势使之然也。呜呼！覆巢之下安有完卵？

　　嗣后，国家新生，中医旋即得以重振，与西医并举，探寻结合之路。今也，中华诸多文化，自民俗、礼仪、工艺、戏曲、历史、文学，以至伦理、信仰，皆渐复起，中国医学之兴乃属必然。

迄今中医犹为国家医疗系统之辅，城市尤甚。何哉？盖一则西医赖声、光、电技术而于20世纪发展极速，中医则难见其进。二则国人惊羡西医之"立竿见影"，遂以为其事事胜于中医。然西医已自觉将入绝境：其若干医法正负效应相若，甚或负远逾于正；研究医理者，渐知人乃一整体，心、身非如中世纪所认定为二对立物，且人体亦非宇宙之中心，仅为其一小单位，与宇宙万象万物息息相关。认识至此，其已向中国医学之理念"靠拢"矣，虽彼未必知中国医学何如也。唯其不知中国医理何如，纯由其实践而有所悟，益以证中国之认识人体不为伪，亦不为玄虚。然国人知此趋向者，几人？

国医欲再现宋明清高峰，成国中主流医学，则一须继承，一须创新。继承则必深研原典，激清汰浊，复吸纳西医及我藏、蒙、维、回、苗、彝诸民族医术之精华；创新之道，在于今之科技，既用其器，亦参照其道，反思己之医理，审问之，笃行之，深化之，普及之，于普及中认知人体及环境古今之异，以建成当代国医理论。欲达于斯境，或需百年欤？予恐西医既已醒悟，若加力吸收中医精粹，促中医西医深度结合，形成21世纪之新医学，届时"制高点"将在何方？国人于此转折之机，能不忧虑而奋力乎？

予所谓深研之原典，非指一二习见之书、千古权威之作；就医界整体言之，所传所承自应为医籍之全部。盖后世名医所著，乃其秉诸前人所述，总结终生行医用药经验所得，自当已成今世、后世之要籍。

盛世修典，信然。盖典籍得修，方可言传言承。虽前此50余载已启医籍整理、出版之役，惜旋即中辍。阅20载再兴整理、出版之潮，世所罕见之要籍千余部陆续问世，洋洋大观。

今复有"中医药古籍保护与利用能力建设"之工程，集九省市专家，历经五载，董理出版自唐迄清医籍，都400余种，凡中医之基础医理、伤寒、温病及各科诊治、医案医话、推拿本草，俱涵盖之。

噫！璐既知此，能不胜其悦乎？汇集刻印医籍，自古有之，然孰与今世之盛且精也！自今而后，中国医家及患者，得览斯典，当于前人益敬而畏之矣。中华民族之屡经灾难而益蕃，乃至未来之永续，端赖之也，自今以往岂可不后出转精乎？典籍既蜂出矣，余则有望于来者。

谨序。

第九届、十届全国人大常委会副委员长

许嘉璐

二〇一四年冬

校注说明

徐用宣，明代医家，衢县（今浙江衢州）人。徐氏出生于医学世家，早年习儒，晚年通医，尤精儿科，医理主宗钱乙。其以世传儿科诸书驳杂无旨，故广收小儿诸家方书，择取良方，编成《袖珍小儿方》。

《袖珍小儿方》卷一总论儿科诊法，载虎口脉纹图、水镜诀、虎口诊脉歌诀、察形色图等，卷二至卷六分述小儿初生护养之法及变蒸、惊痫、诸疳、伤寒、痉痖、咳喘、发热等儿科病证二十三门。每病介绍病因病机及证候表现，并列治法方药。《四库全书总目提要》谓其："搜采颇备，惟论断多袭旧文，无所发明耳。"明万历二年甲戌（1574），太医院吏目庄应祺督同孟继孔、祝大年在《袖珍小儿方》的基础上，补以《蔡氏痘疹方论》《博爱心鉴痘疹方论》，集成《补要袖珍小儿方论》十卷。

本次校注以上海图书馆藏明刻六卷本为底本，以美国普林斯顿大学葛思德东方图书馆藏明嘉靖钱宏重刊六卷本（以下简称"嘉靖六卷本"）为主校本，以日本国立公文书馆内阁文库藏明嘉靖十一年（1532）赣州府刻（配补抄本）十卷本（以下简称"嘉靖十卷本"）为参校本，讹、倒、衍、脱之处，参以《阎氏小儿方论》《仁斋直指小儿方论》《婴童百问》《片玉心书》《保婴撮要》《幼科证治准绳》《太平惠民和剂局方》《赤水玄珠》《针灸大成》等校正。

本次校注原则说明如下：

1. 全书统一使用简体字横排。底本中的异体字、古字、俗写字，统一以通用规范字律齐，不出校记。凡底本中字形属一般笔画之误者径改，不出校记。底本中使用缺笔代替者，改回原字，不出校记。书中同一个字多次校改者，在首见处出校记，余者不出校记。

2. 底本中药名使用音同音近字，若不影响释名，不影响使用习惯，以规范药名律之，不出校记。对于底本中标注南星、半夏、附子炮制方法"泡""炮"混用的情况，均以"炮"律齐，不出校记。

3. 底本目录与正文有出入者，据正文乙正，不出校记。

4. 全书按内容分段，方药单独成段。书中表示文字方位的"右"按实际情况统一改为"上"或"前"，不出校记。

5. 对于底本中两药或多药用量相同，在某药后标注"各几两"且后接该药炮制方法的情况，为避免混淆，统一将该药炮制方法置于"各几两"之前，不再出注。

6. 底本各卷名为"袖珍小儿方卷之×"，今统一简称为"卷之×"。底本各卷正文结尾有"袖珍小儿方卷之×终"，今删去。底本卷之三正文前有"存诚药室徐编集"字样，今删去。

目 录

卷之六

卷之一

虎口脉纹图

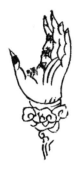

水镜诀

　　夫阴阳运合，男女成形，已分九窍四肢，乃生五脏六腑。部位各分，逆顺难明，若凭寸口之浮沉，必乃横亡于孩子。须明虎口，辨别三关，消详用药，必无差误。未至三岁，看男左女右虎口，从第二指第一节名风关，若脉见，初交病；第二指节名气关，脉见则难治；第三节名命关，脉见，病深则死证。又当辨其色，若四足惊，三关必青；水惊，三关必赤；人惊，三关必黑。紫色泻痢，黄色雷惊。如三关脉通度，是极惊之证，必死，余病可治。或青或红，有纹如线一直者，是乳①食

---

①　乳：原作"娘"，据《保婴撮要》卷一《脉法》改。

伤脾，必①发热惊；左右一样者，是惊与积齐发；有三条或散，是肺生风痰，或似齁䶎②声。有青，是伤寒及嗽；如红火，是泻；有黑相兼，主下痢，红多白痢，黑多赤痢；有紫相兼，加渴不虚。虎口脉纹乱，乃气不和也。

盖脉纹见有五色者，曰黄红紫青黑，由其病盛，色能加变。如黄红之色，红盛作紫红；紫之色，紫盛作青紫；青之色，青盛作黑；青黑之色，至于纯黑之色者，不可得而治矣。

又当辨其形，如流珠形，主膈热，三焦不和，饮食欲吐，泄泻肠鸣，自利，烦躁，哭啼；环珠形，主气不和，脾胃虚弱，心腹膨满，虚烦作热；长珠形，主夹积伤滞，肚腹疼痛，寒热饮食不化；来蛇形，主中脘不和，积气攻刺③，脏腑不宁，干呕；去蛇形，主脾虚冷积，泄泻，神困多睡；弓反里形，主感受寒热邪气，头目昏重，心神惊悸，倦怠，四肢稍冷，小便赤色；弓反外形，主痰热，心神恍惚，作热，夹惊夹食，风痫证候；枪形，主邪热，痰盛生风，发搐，惊风；鱼骨形，主惊痰热；水字形，主惊积，热积，烦躁，心神迷闷，夜啼，痰盛，口噤④搦搦⑤；针形，主心肺受热，热极生风，惊悸，烦闷，神困，不食，痰盛搐搦；透关射指，主惊、风、痰、热四证，皆聚在胸膈不散；透关射甲，主惊风恶候，受惊传入经络。风热

---

① 必：原作"及"，据《保婴撮要》卷一《脉法》改。

② 齁䶎（hōu hē）：病证名。《广韵》："齁䶎，鼻息也。"指以气促喘急，喉间若拽锯声为主要表现的病证。

③ 刺：原作"剌"，据文义改。

④ 噤：原作"禁"，据文义改。

⑤ 搦搦（nuò）：病证名。瘛疭别称。搦，《集韵》："牵制也。"《说文》："搦，按也。"指以手足伸缩交替，抽动不已为主要表现的病证。

发生，十死①一生，难治。此十三位形脉，悉有轻重，察其病根，则详其证。

歌曰三首

左右红生似②线形，定是惊脾发热惊。

右有双纹如左状，食如惊积一齐生。

纹头有似三③叉④样，肺气生痰夜作⑤声。

有青应有伤寒证，只是空红泻定生。

又

虎口乱纹多，须知气不和。

色青惊积聚，下乱泻如何。

青黑慢惊发，入掌内吊⑥多。

三关急通过，此候必沉疴。

又

指上辨青纹，认是四足惊。

黑色因水扑，赤是被人惊。

紫色多成泻，黄色是雷惊。

曲里风还盛，弯分食上蒸。

但看叉⑦手处，方可辨其形。

---

① 死：原作"病"，据《赤水玄珠》卷三《水镜诀》改。

② 似：原脱，据嘉靖六卷本补。

③ 三：原作"二"，据嘉靖十卷本改。

④ 叉：原作"义"，据文义改。

⑤ 作：原脱，据嘉靖六卷本补。

⑥ 内吊：病证名。指以阴囊肿痛连及少腹，甚或睾丸上缩，痛止则还纳原位为主要表现的病证，多因寒邪侵袭肝肾二经而致。

⑦ 叉：原作"义"，据文义改。

诊脉诀歌三首

小儿有病须凭脉，一指三关定其息。

浮洪风盛数多惊，虚冷沉迟实有积。

又

小儿一岁至三岁，呼吸须将八至看。

九至不安十至困，短长大小有①邪干。

小儿脉紧是风痫，沉脉须知乳化难。

腹疼紧弦牢实秘，沉而数者骨中寒。

又

小儿脉大多风热，沉细原因乳食雍②。

弦长多是膈肝风，紧数惊风四肢掣。

浮洪胃口似火烧，沉紧腹中痛不歇。

虚③濡有气更兼惊，脉芤多痢大便血。

前大后小童脉顺，前小后大必气咽。

四至洪来若烦满，沉细腹中疼切切。

滑主露湿冷所伤，弦长客忤分明说。

五至夜甚浮大昼，六至夜细浮昼别。

息数平和八至九，此是圣人传妙诀。

察形色之图

额　印堂　山根

额红大热燥，青色有肝风。

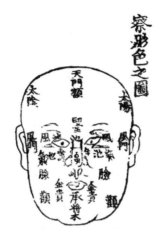

印堂青色见，人惊是大红。

山根青隐隐，惊主似重重。

年寿

年寿上平并更陷，时人寿夭亦其由。

忽因痢疾黑色候，霍乱吐泻黄色浮。

鼻准　人中

鼻准微黄紫庶几，深黄死证黑应危。

人中短缩吐因痢，唇反死候黑蛔医。

正口

正口当红号曰平，燥干脾热即黄生。

白主失血黑绕口，青黑惊风尽死形。

承浆　两眉

承浆青色食时惊，黄多吐逆是真形。

烦躁夜啼青色吉，久病眉红死证逞。

两眼

白睛青色有肝风，有积黄色未及瞳。

若见黑睛黄色见，伤寒病后此为纵。

风池　气池　两颐

风气二池黄土逆，躁烦啼叫色鲜红。

更有两颐胚样赤，肺家客热此非空。

两太阳

太阳青色惊方始，红色赤淋萌蘖①起。

要知死证是如何，青色从兹生入耳。

两脸

两脸黄为痰实咽，青色客忤红风热。

伤寒赤色红主淋，二色请详分两颊。

两颐　金匮②　风门

吐虫青色滞颐黄，二色颐间两自详。

风门黑疝青惊水，纹青金匮主惊狂。

观形察色

凡看小儿疾病，先观形色，而切脉次之。盖面部气色总见而五位青色者，惊积不散，欲发风候；五位红色者，痰积壅盛，惊悸不宁；五位黄色者，食积③癥伤，疳④候痞癖；五位白色者，肺气不实，滑泄吐痢；五位黑色者，脏腑欲绝，为疾危恶。面青眼青，肝之病；面赤，心之病；面白，肺之病；面黄，脾之病；面黑，肾之病。先别其五脏，各有所主。次者禀受盈亏，胎气虚实。阴阳二证，补过泄多，当救其失。兼五脏六腑，表里各有相应。若能辨其标本，则神圣工巧矣。

---

① 蘖：原作"药"，据《针灸大成》卷十《面色图诀》改。

② 匮：原作"贵"，据《针灸大成》卷十《面色图诀》改。下同。

③ 积：原作"疾"，据《片玉心书》卷三《观形色总论》改。

④ 疳：原作"雍"，据嘉靖六卷本改。

五位所属

心为额，南方火。脾为鼻，中央土。肺为右颊，西方金。肾为颏①，北方水。肝为左颊，东方木也。

命门部位之图

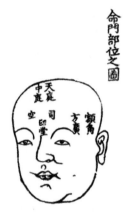

命门部位歌

中庭与天庭，司空及印堂。

额角方广处，有病定存亡。

青黑惊风恶，体和滑泽光。

不可陷兼损，唇黑最难当。

青甚须忧急，昏黯亦堪伤。

此是命门地，医师妙较量。

小儿无疾病歌

小儿常体貌，情态自端然。

---

① 颏：原作"颐"，据《片玉心书》卷三《五位所属》改。

鼻内无干涕，喉中绝无涎。

头如青黛染，唇似点朱鲜。

脸芳花映竹，颐绽水中莲。

喜引才方笑，非因手不宣。

纵哭无多哭，虽眠不久眠。

意同波浪静，情若月明天。

此儿安又吉，何愁病患缠。

小儿生死候歌

小儿乳后辄呕逆，更兼脉乱无忧虑。

弦急之时被气缠，脉缓只是不消乳。

紧数细快亦少苦，虚濡惊风邪气助。

痢下宣肠急痛时，浮大之脉归泉路。

小儿外证一十五候歌

眼上赤脉，下贯瞳人①。

囟门肿起，兼及作坑。

鼻干黑燥，肚大筋青。

目多直视，睹不转睛。

指甲黑色，忽作鸦声。

虚舌出口，啮齿咬人。

鱼口气急，啼不作声。

蛔虫既出，必是死形。

用药速救，十无一生。

---

① 人：通"仁"。

卷之二

初诞论

婴儿在胎，禀阴阳五行之气，以生五脏六腑，百骸之体悉具，必藉胎液以滋养之，气受既足，自然分娩。初离母体，口有液毒，啼声未出，急用软绵裹指，拭去口中恶汁。此虽良法，然仓卒之际，或有不及如法者。古人有黄连法、朱蜜法、甘草法，用之殊佳，免使恶物咽下，伏之于心，遇天行时气，久热不除，乃乘于心。心主血脉，得热而散，流溢于胃，而胃主肌肉，发出于外，故成疮疹之候。世之长幼，无有可免者。若依初生拭口之法，得免痘疮之患，或有时气侵染，只出肤疮细疹，易为调理，亦孩童之幸也。

甘草法

临月预以甘草细切少许，以绵裹，产卧时，沸汤泡浸盏内。候儿出来未作声，急以软绵裹指，蘸甘草汁拭其口，次用黄连、朱蜜法。

黄连法

临月用黄连五分，细切槌碎，绵裹沸汤，同甘草一处泡浸，如前法拭口。

朱蜜法　《葛氏肘后方》

先用黄连甘草汁法拭口，吐其恶汁，更与朱蜜定魄、安神、镇心。

朱砂大豆许

上细研，以蜜一蚬壳许，和朱砂旋抹口中，非独镇心安神，能解恶物之毒，一生免痘疮之患。

刺泡法

小儿才生下即死，用此法可救活。急看儿口中悬痈，前腭上有泡，以手指摘破，用帛捏拭血令净。若血入喉，即不可治。

回气法

初生气欲绝，不能啼者，必是难产或胃寒所致。急以绵絮包裹抱怀中，未可断脐带，且将胞衣置炭火炉中烧之，仍作大纸撚①蘸清油点着，于脐带上往来遍带燎之。盖脐带儿得火气，由脐入腹，更以热醋汤荡洗脐带，须臾气回，啼叫如常，方可浴洗，了却断脐带。

通便法

初生大小便不通，腹胀欲绝者，急令妇人以温水漱口了，吸咂儿前后心并脐、两手足心共七处，每一处凡三五次。漱口吸咂，取红赤为度，须臾自通，不尔无生意。遇有此证，依此法可得再生。

贴囟法

治出胎时被风吹，鼻塞，服药不退。

上用天南星为末，生姜自然汁调成膏，贴囟上自愈。

奇方

治初生下遍身无皮，但是红肉，宜速以白早米②粉干扑，候生皮方止。

---

① 撚：即"捻"，用手指夹住。
② 白早米：早白稻粳米。

又方

治生下遍身如鱼泡，又如水晶，碎则成水流渗，用密陀僧研极细干糁①，仍服苏合香丸。

又方

七日肾缩②，乃初生受寒所致。

硫黄　茱萸各五钱

上为细末，研大蒜调，涂其腹，仍以蛇床子微炒，火烧熏。

护养法论

巢③氏曰：小儿始生，肌肤未实，不可暖衣，暖甚则令肌骨缓弱。宜频见风日，若不见风日，则肌肤脆软，易得损伤。当以故絮着衣，勿加新绵，天气和暖之时，抱出日中嬉戏，数见风日，则血凝气刚，肌肉坚硬，可耐风寒，不致疾病。若藏于帷帐之内，重衣温暖，譬如阴地草木，不见风日，软脆不任风寒。当以薄衣，但令背暖。薄衣之法，当从秋习之，不可以春夏卒减其衣，否则令中风寒。所以从秋习之者，以渐稍寒，如此则必耐寒。冬月但着两薄襦④，一复裳耳。若不忍见其寒，适当略加耳。若爱而暖之，适所以害之也。又当消息，无令出汗，如汗出则表虚，风邪易入也。昼夜窹寐，常当慎之。其乳哺之法，亦当有节，不可过饱。或宿滞不化，当用消乳丸化积温脾等剂治之。陈氏所谓忍三分寒，吃七分饱，频揉肚，少澡

---

① 糁（sǎn）：涂抹。
② 肾缩：病证名。指男婴初生时双侧睾丸上缩。
③ 巢：原作"柴"，据《婴童百问》卷一《第二问护养法》改。
④ 襦（rù）：短衣，短袄。

洗，及要背暖肚暖足暖，要头凉心胸凉，亦至论也。

消乳丸

又名消食丸，治宿食不消，脾胃虚冷，乳食不化。

砂仁　陈皮　三棱煨　莪术煨　神曲炒　麦蘖①炒　各五钱

香附子炒，一两

上为末，面糊丸如麻子大，食后紫苏汤送下。

噤风撮口脐风方论

初生噤风、撮口、脐风，三者一种病也。夫噤风者，眼闭口噤，啼声渐少，舌上聚肉如粟米状，吮乳不得，口吐白沫，大小便皆通。盖由胎中感受热气，流毒于心脾，故形见于喉舌间也。抑亦生下复为风邪击搏所致，自满月至百二十日见此，名曰犯风噤，依法将护，防于未然，则无此患。

撮口者，面目黄赤，气息喘急，啼声不出。盖由胎气挟热，兼风邪入脐，流毒心脾之经，故令舌强唇青，聚口撮面，饮乳有妨。若口出白沫而四肢冷者，不可救。其或肚胀，青筋吊肠卵疝，内气引痛，皆肠胃郁结不通致之，治法贵乎疏利。撮口最为恶候，一腊②内见之尤急。

脐风者，断脐之后，为水湿风冷所乘，风湿之气入于脐而流于心脾，遂令肚胀脐肿，身体重者，四肢柔直，日夜多啼，不能吮乳，甚则发为风搐。若脐边青黑，撮口，是为内搐，不治，爪甲黑者即死。其或热在胸堂，伸引弩气，亦令脐肿，可

---

① 麦蘖（niè）：麦芽别名。

② 一腊：宋代民间风俗，生子七日为一腊，有一腊、二腊、三腊、满月等说法。

与《千金》龙胆汤。如三者受病之源，非一朝一夕，大抵里气郁结，壅闭不通，并用①取下胎毒，天麻丸、定命丹、朱银丸之类，可量与之。

《千金》云：小儿始生，其气尚盛，若有微患，即须下之。若不时下，即成大疾，则难疗矣，紫霜丸可量服之。治风噤，用控痰散吐风痰，不若用甘草汤极稳，然后和胃益脾散加减用之，又用辰砂膏利惊即愈。或手握拳，噤口不开者，不治。撮口用僵蚕膏敷唇中，或甘草汤、撮风散。脐风用瓜蒂散。

汤氏治小儿因剪脐伤于外风，致脐疮不干，用白矾、龙骨为末，少许敷之，又用旧绵烧灰为末，少许干糁之。断脐不盈尺，一腊之内，随其根蒂自腐，实者深之，弱者浅之，深浅之理，以其禀赋得之。盖初生之儿，有②热在③胸，则频伸引，呃呃作声，努胀其气，抑入根本之中，所以脐突肿赤，虚大可畏。将谓断脐不利而使之然者，非也，此乃由胎中母多惊悸，或因食热毒之物所作。宜大连翘饮子，其热自散。

又有小儿脐风撮口，初生七日内患此证者，百无一生，如坐视其毙者，良可悯焉。凡患此证者，看小儿齿龈上有小泡子如粟米大，以温水蘸热帛，裹指擦破，即开口便安，不须服药，亦良法也。

安脐散

治脐中汁出或赤肿，用白石脂，一日三度敷之。或油发灰，

---

① 并用：《幼科证治准绳》集之一《初生门·噤风》作"并宜服煎豆豉汁与吃"，故此处疑有脱文。

② 有：原作"在"，据《婴童百问》卷一《第三问噤风撮口脐风》改。

③ 在：此前原衍"母"字，据《婴童百问》卷一《第三问噤风撮口脐风》删。

或当归末敷，亦佳。

《千金》龙胆汤

治胎惊，月内气盛发热，脐风，撮口，壮热，血脉盛实，四肢惊掣，发热大吐及变蒸不解，中客人鬼气，并诸惊痫[①]，悉皆治之。十岁以下，皆可服之。及有魃气[②]者，加人参、当归，如龙胆数，一百日儿加三铢，一岁加五钱。

龙胆草　钩藤　柴胡　黄芩　桔梗　芍药　茯苓　甘草各五钱　蛴螬二枚，去足翅，炙　大黄一钱半，煨

上剉散，每服二钱，水一酒盏，煎半盏服之，以渐加服，得下即止。《直指方》加防风、麦门冬以导心热，黄芩减半，北枣煎服，去蛴螬亦可。

控痰散

治噤风，先用此吐风涎，次与益脾散和胃。

蝎尾　铜青各五分　朱砂一钱　腻粉一字　麝少许

上为细末，每服一字，茶清调下，或用甘草汤吐痰亦可。

甘草汤

治撮口，取吐风痰。

甘草一钱

上剉散，煎服，令吐出痰涎，却以猪乳点入口中即瘥。

益脾散

和胃进乳食。

---

① 痫：原作“癫”，据嘉靖六卷本改。
② 魃（qí）气：病证名。魃，小儿鬼。指小儿因吮吸已妊娠母亲的乳汁所致以身体黄瘦，腹大脚软，瘘痹发落，神情不爽为主要表现的病证。

白茯苓　人参　草果煨　木香湿纸①裹，煨　甘草　陈皮　厚朴制　苏子炒　各等分

上剉散，每服一钱，姜枣煎服。滓，乳母服之。

辰砂膏

治眼闭口噤，啼声不出，吮乳不得，口吐白沫，大小便皆通。

辰砂三钱　硼砂　牙硝各一钱半　玄明粉二钱　全蝎　珍珠各一钱　麝一字

上为末，和毕，用好油纸封裹，自然成膏。每服一豆粒许，薄荷金银汤下。潮热，甘草汤下。月内用乳汁调敷奶上，令儿吮下。

天麻丸

治因断脐后，为水湿风冷所乘，入于脐，流于心脾，遂令肚胀脐肿，四肢柔直，日夜多啼，不能吮乳。此药利惊化痰，凡钩肠、锁肚②、撮口，并宜服之。

南星炮，二钱　白附子炮　牙硝　天麻　全蝎炙　五灵脂各一钱　轻粉半钱　巴霜一字

上为末，稀糊丸麻子大，每服三丸，薄荷、姜煎汤送下。若脐边青黑及爪甲黑者，不治。

定命丹

治急惊，天钓③，撮口，通利痰热。

---

① 湿纸：原脱，据嘉靖六卷本补。

② 锁肚：病证名。指小儿因断脐受风而导致以脐突青肿，肚腹胀大，青筋浮露，大便秘涩，撮口而哭为主要表现的病证。

③ 天钓：病证名。指以高热惊厥，头目仰视，手足抽掣，甚则爪甲青紫为主要表现的病证。多由外感风热或乳哺失宜，致邪热痰涎蕴积上焦，心膈壅滞，不得宣通而成。

全蝎七个　天麻　南星炮　白附子炮　各一分　朱砂　青黛各一钱半　轻粉　麝香各半钱　脑子①一字

上为末，粟米糊丸绿豆大，每服一丸，荆芥、薄荷汤磨下。先研半分，吹入鼻中。一方无脑子。

僵蚕方

治撮口。

僵蚕直者二枚，去嘴爪，略炒

上为末，用蜜调，敷唇口中，立效。

蝎梢散

治胎风及百日内撮口脐风。

蝎梢四十九个　僵蚕四十九个，生姜汁炒干，去嘴爪丝　脑子另研　麝各少许

上先将蝎梢每一个用薄荷叶包定，以线扎，放砂铫②内炒，令薄荷干为度，同僵蚕研细，入脑子、麝香末研匀，用紫雄鸡肝二片煎汤调下。

牛黄散

治初生七日口噤。

牛黄一钱

上为末，以竹沥调一字灌之，更以猪乳点于口中。

撮风散

治撮口。

蜈蚣赤脚者半条，炙　钩藤　朱砂　僵蚕炒　蝎梢各一钱　麝

---

① 脑子：龙脑香别名，冰片的一种。
② 铫（diào）：煎药或烧水用的器具。

香一字

上为末，每服一字，用竹沥调下。竹沥解热。

立圣散

治口噤。

蝎梢七个　干蜘蛛一个，去口足，以竹沥浸一宿，炙令焦　腻粉少许

上为末，入腻粉研匀，每一字乳汁调①，时时滴入口中。

蜈蚣散

治口噤不开，不能收乳。

赤脚蜈蚣半条，去头足，炙令焦

上为末，入麝少许，以猪乳一合，分三服。猪乳治小儿口噤不开最良。

蜘蛛散

治口噤不开。

蜘蛛一枚，去足嘴，炙令焦

上为末，猪乳调灌，神效。牙疳亦用蜘蛛、麝香。

朱银丸

治脐风壮热痰盛，翻眼口噤，取下胎中蕴受之毒。亦治惊积，但量用之。

全蝎一钱　白附子一钱半，炮　南星炮　朱砂一字　牛黄　芦荟各半钱　天浆子②　麝香各半钱　脑子一字　僵蚕③十个，炒　水

---

① 调：此后原衍"治"字，据《赤水玄珠》卷二十五《初诞门·噤风撮口脐风》删。

② 天浆子：雀瓮别名。刺蛾科动物黄刺蛾的虫茧。《神农本草经》："味甘、平。主小儿惊痫，寒热结气，蛊毒鬼注。一名躁舍。生树枝间。"

③ 蚕：原脱，据嘉靖六卷本补。

银一钱，蒸枣肉研如泥　铅霜半钱，和水银研

上为末，粟米糊丸如芥子大，每一丸薄荷汤下。如未利，加至二三丸。

麝香散

治脐风撮口。

赤脚蜈蚣半条，酒炙　川乌头尖三个　麝香少许

上为末，每服半字，金银汤调下。

立圣散

治脐风撮口。

赤蜈蚣一条，酒炙　蝎梢七个　瞿麦半钱　僵蚕七个，炒

上为末，先用鹅毛管吹少许入鼻内，嚏则可医，仍用薄荷汤调下。

安脐散

小儿断脐后便敷之。

赤蜈蚣一寸，炙　羚羊角一钱，烧存性　麝香少许　雀瓮三枚　乱发一团，烧存性

上为末，敷于脐上。

瓜蒂散

治脐风撮口，吹入鼻内，嚏则可治。又疗小儿三岁忽发心满坚硬，脚手心热则变为黄病，不急治，杀人。

瓜蒂七个　赤豆七粒　秫米七粒

上为末，用一豆许吹两鼻内，令黄水汁出。残药未尽，水调服之，得吐黄水即瘥。

一方：瓜蒂一两，赤豆四两为末，每服一钱，温水调下。

以吐为度①，吐出黄水为妙。

敷脐膏

瓜蒂　南星　白蔹　赤小豆

上为末，每三钱用芭蕉自然汁调，敷脐四围边。

大连翘汤

方见胎疾门。

不乳方论

　　婴儿初出胞胎而不吮乳者，盖由产妇取冷过度，胎中受寒，则令儿腹痛，故不吮乳。前所谓儿初出胎，其声未叫，急以手拭其口，令恶血净尽，不得下咽，则无他疾。若拭口不前，恶秽入腹，则腹满气短，不能吮乳，宜茯苓丸服之。

茯苓丸

赤茯苓　黄连　枳壳炒　各等分

上为末，炼蜜丸如梧桐子大，每一丸乳汁磨下。

一方：冷证者，去黄连，加芍药。

木香散

治恶秽入腹，呕吐不止。

木香　干姜　茯苓　木瓜　甘草炙　丁香各等分

上剉散，每服一钱，姜煎，绵蘸灌之。

奇方

治初生不乳及不小便。

---

① 度：原脱，据嘉靖六卷本补。

上用葱白一寸，四界破之，以乳汁砂铫内煎，灌之立效。

胎疾方论

胎疾，谓月数将满，母失爱护，或劳动气血相干，或坐卧饥饱相役，或饮酒食肉，冷热相制，或恐怖血脉相乱，胎气有伤，儿形无补，有胎热、胎寒、胎黄、胎肥、胎弱等证。

胎热则儿在胎中，母多惊悸，或因食热毒之物，降生之后，儿多虚痰，气急喘满，眼目眵泪，神困呵欠，呃呃作声，大小便不利，或通利即有血水，盛则手常拳紧，脚常搐缩，眼常斜①视，身常掣跳，皆由胎中受热，宜速与大连翘饮子解散诸热，次服消风散数服。

胎寒者则儿在胎中，母因感寒邪，或喜食生冷过度，寒盛则肠鸣泄利，邪气以乱，当用和解治，脏寒则温脏。寒甚则有盘肠内吊，皆寒而得之，大便青者是也。

胎黄者则小儿生下，遍体面目皆黄，状如金色，身上壮热，大便不通，小便如栀汁，乳食不思，啼叫不止，亦因乳母受热而传于胎也。凡有此证，乳母服生地黄汤，仍忌热毒之物。

胎肥者则生下肌肉原遍身血色红，满月以后渐渐羸瘦，目白，五心烦热，大便难，时时生涎，宜浴体法治之。

胎弱者则生下面无精光，肌肉薄，大便白水，身无血色，目无精采，亦宜溶体法治之。

凡胎气禀赋，有壮有弱，其母饮食恣令肌脆，起止无忌故令儿得病。不寒即热，不虚即怯，热乃作壅，寒乃作泄，虚则作惊，怯则作结。寒则温之，热则凉之，虚则壮荣，怯则益卫，

① 斜：原作"邪"，据《婴童百问》卷四《第三十一问胎疾》改。

惊则安神，结则微利，详审用之，可保无虞。不若古人胎教之法，则自然无诸证矣。

大连翘饮

治胎热，大小便不利，诸般疮疖、丹毒、脐风、疮疹、壮热、小便不通。

连翘　瞿麦　荆芥　木通　赤芍药　当归　防风　柴胡　滑石　蝉蜕　甘草炒　各一①钱　山栀　黄芩各半钱

上剉散，每服一钱，加紫草煎服，热甚加大黄。

消风散

治胎热胎寒，兼治诸风上攻，头目昏痛，项背拘急肢疼，目眩旋晕，鼻塞多嚏，皮肤顽麻，瘾疮瘾疹，小儿虚风。

茯苓　川芎　羌活　荆芥　防风去芦　藿香　僵蚕　蝉蜕炒，去嘴爪　甘草　厚朴制　陈皮各三两半②

上为末，每服半钱，茶清调下，薄荷汤亦可。急慢风，乳香、荆芥汤调下，或加雄黄，名雄风散。

生地黄汤

治小儿生下遍体皆黄色，壮热，大小便不通，不思乳食，啼叫不止。乳母服之，并略与儿服。

生地黄　赤芍药　川芎　当归去芦，洗　天花粉各等分

上剉散，每服半两，水一盏，煎至六分，温服。

酿乳方

解胎中受热，生下面黑，眼闭不开，大小便不通，不进

---

① 一：原脱，据嘉靖六卷本补。
② 各三两半：原脱，据《婴童百问》卷四《第三十一问胎疾》补。

乳食。

　　泽泻一两半　猪苓半两　茯苓半两　天花粉半两　茵陈四钱
甘草三钱　生地黄半两

　　上剉散，每服半两，水一盏煎。食后令乳母捏去宿乳，却
服此药。

赤芍药散

治胎热发疮，小便不利。

生地黄　黄芩　川芎　当归　木通　甘草　芍药各等分

上剉散，每服二钱，用淡竹叶同煎。

川白姜散

治胎中受寒，腹痛，不乳。

木香　陈皮　官桂　槟榔　甘草炙　白姜炮　各等分

　　上剉散，每服一钱，水一合煎，以绵蘸灌之。呕加木瓜、
丁香。

当归散

治小儿胎中受寒，面色青白，四肢厥冷，大便青黑，心腹
疼痛，盘肠内钓，并宜治之。

当归　官桂去皮　川芎　白姜炮　香附子　木香　甘草各
等分

上为末，每服一字，以乳汁调下，日三服，看大小加减服。

浴体法

天麻二钱，末　蝎梢去毒　朱砂半钱　白矾　青黛各三钱　麝
香一字　乌蛇肉三钱，酒浸，焙为末

　　上同研匀，每用三钱，水三碗，桃枝一握，并叶五六叶，
同煎至十沸，温热浴之，勿浴背。

变蒸方论

变蒸者，阴阳水火蒸于血气，而使形体成就，是五脏之变气，而七情之所由生也。盖儿生之日至三十二日一变，每变者毕，即觉性情有异于前。何者，长生脏腑意智①故也。何谓三十二日长骨添精神。人有三百六十五骨以象天数，以应期岁，以分十二经络。故初生至三十二日一变生癸，属足少阴肾，藏精与志。六十四日二变生壬，属足太阳膀胱，其发耳与尻②冷。至九十六日三变生丁，属手少阴心经，心藏神，其性为喜。至一百二十八日四变二蒸生丙，属手太阳小肠，其发汗出而微惊。至一百六十日五变生乙，属足厥阴肝，肝藏魂，喜哭。至一百九十二日六变三蒸生甲，属足少阳胆，其发目不闭而赤。至二百二十四日七变生辛，属手太阳肺，肺藏魄，生声。至二百五十六日八变四蒸生庚，属手阳明大肠，其发肤热而汗，或不汗。至二③百八十八日九变生己，属足太阴脾，脾藏意与志。至三百二十日十变五蒸生戊，属足阳明胃，其发不食，肠痛而吐乳。又手厥阴心包经、手少阳三焦，此二经俱无形状，故不变而不蒸也。前十变五蒸，乃天地之数以生成之，然后始生齿④能言，知喜怒，故云始全也。

太仓云：气入⑤四肢，长碎骨，于十变后六十四日为一大蒸，计三百八十四日，长其经脉手足，手受血故能持物，足受

---

① 智：原作"至"，据《婴童百问》卷一《第五问变蒸》改。
② 尻（kāo）：即尻骨，脊骨的末端。
③ 二：原作"三"，据文义改。
④ 齿：原作"止"，据《婴童百问》卷一《第五问变蒸》改。
⑤ 入：原作"十"，据《婴童百问》卷一《第五问变蒸》改。

血故能行立。经云：变且蒸，谓蒸毕而足一岁之日有余也。师曰：不汗而热者，发其汗。大吐者，微止，不可别治。又六十四日为二大蒸，计四百四十八日。又六十四日三大蒸，计五百一十二日。五百七十六日，变蒸既毕，儿乃成人也。

变者，变生五脏也，蒸者，蒸养六腑也，所以成人。变者上气，蒸者体热，每经一变一蒸，情能既异，轻则发热微汗，其状似惊，重则壮热，脉乱而数，或吐或汗，或烦啼躁渴。轻者五日解，重者七八日解，其候与伤寒相似。亦有变蒸之余续感寒邪者，但变蒸则耳冷体冷，上唇发泡，状如浊珠。若寒邪搏之，则寒热交争，腹中作痛，而啼叫之声，日夜不绝。变者易也，蒸于肝则目眩微赤，蒸于肺则嚏嗽毛耸。凡五脏六腑，筋脉骨节，循环各有证应。其治法，和平之剂微表，热实者微利之，或不治亦自愈。可服紫霜丸一丸或二丸，并黑散子、柴胡汤。若吐泻多啼者，当归散、调气散主之。变蒸之外，小儿似此平安。夫人得中之道，以为纯粹，阴阳得所，刚柔相济，气血相和，百脉相顺，所以心智益通，精神俱备，脏腑形体固壮，自然无病也。

紫阳黑散

解利热气，治变蒸。

麻黄一两，不去节　大黄半两　杏仁一两半，去皮尖

上剉散，烧存性，为末。每服一字，水煎服。抱儿于温暖处，连服之，有微汗，身凉即瘥。一方为末，再以杏仁少许，研膏和，每用一豆许，乳汁调下。

柴胡汤

治变蒸骨热心烦，啼叫不已。

人参　甘草炙　麦门冬去心　各二钱　防风一钱　柴胡三钱
龙胆草一钱

上剉散，服三钱，煎服。

紫霜丸

治变蒸发热不解，并挟伤寒温壮，汗后不歇，胸中有痰癖，哺乳不进，乳则吐哯①，先寒后热者。又治食积，乳哺失节，宿滞不化，或因食而发痫，大便酸臭②，并宜服之。

代赭石醋煅七次　赤石脂各一两　杏仁五十枚③，去皮尖　巴豆三十枚，去皮膜④，心出油⑤

上先将杏仁、巴霜入乳钵内，细研如膏，却入代赭石、赤石脂末研和匀，以汤蒸饼丸如粟米大。一岁儿服五丸，米饮吞下，一二百日儿三丸，亦要看儿肥瘦加减，微利为度，百日儿乳汁下。此药兼治惊积诸疾，虽下不虚人。

惺惺散

治变蒸发热，或咳嗽痰涎，鼻塞声重，疮疹发热。

人参　白术　茯苓　甘草　芍药　桔梗　细辛　天花粉各等分

上剉散，每服一钱，姜煎服。有热加柴胡，去天花粉。

人参散

治变蒸骨热，心烦啼叫。

---

① 哯（xiàn）：泛指呕吐。《说文》："哯，不呕而吐也。"
② 臭：原作"嗅"，据《婴童百问》卷一《第三问噤风撮口脐风》改。
③ 枚：原作"杓"，据嘉靖六卷本改。
④ 膜：原作"膳"，据嘉靖六卷本改。
⑤ 油：原作"由"，据嘉靖六卷本改。

人参　甘草　麦门冬去心　柴胡各二钱　防风去芦　龙胆草各一钱

上剉散，每服三字，水一盏煎服。

当归散

治变蒸有寒无热。

当归二钱　木香　肉桂辣①者　人参　甘草炙　各一钱

上剉散，每服一钱，姜枣煎服。

调气散

治变蒸吐泻，不乳多啼。

木香　香附子制　人参　陈皮　藿香洗　甘草各等分

上剉散，每服三字，姜二片，枣一枚，水一盏煎，温服。

---

① 辣：原作"揀"，据《婴童百问》卷一《第五问变蒸》改。

卷之三

急慢惊风方总论

小儿急慢惊风，古所谓阴阳痫是尔。急者属阳，阳盛而阴亏；慢者属阴，阴盛而阳亏，阳亏而阴盛。阳动而燥疾，阴静而迟缓。其始也，皆因脏腑而得之。虚能发热，热则生风，是以风生于肝，痰生于脾，惊出于心，热出于肺。而心亦主热，惊、风、痰、热合为四证已具，八候生焉。凡搐眼摇头，张口出舌，唇红脸赤，面青、眼青、唇青、泻青，太阳发际印堂青筋，三关虎口纹红紫或青者，皆惊风状也。

大抵热论虚实，证别逆顺，治有先后。盖实热为急惊，虚热为慢惊。慢惊本无热，所以发热者，虚使然尔。急惊用药以寒，慢惊用药以温，甚不可以阴阳无别，故曰热论虚实者，此也。男搐左视左，女搐右视右。男眼上窜，女眼下窜。男握拇指出外，女握拇指入里。男引手挽、左直右曲，女引手①挽、右直左曲。凡此皆顺，反之则逆。亦有先搐左而后搐右者，但搐顺则无声，搐逆则有声。其指形势弯曲入里者顺，出外者逆，出入相半者难痊，故曰证别逆顺者，此也。热盛生痰，痰盛生惊，惊盛生风，风盛发搐。

治搐先于截风，治风先于利惊，治惊先于豁痰，治痰先于解热。其若四证俱有，又当兼施并理，一或有遗，必生他病，故曰治有先后者，此也。纲领如此，若析急慢脾风而言之，则

---

① 手：原作"千"，据嘉靖六卷本改。

暴烈为急惊，沉重为慢惊，而慢脾则重而深矣。其证各论之于类下。

急惊方论

夫急惊者，牙关紧急①，壮②热涎潮，窜视反张，搐搦摇头，唇口眉眼眨引频并，口中热气，颊赤唇红，大小便黄赤，其脉浮数细洪紧。盖由内有实热，外挟风邪，心家受热而积惊，肝家生风而发搐，肝风心火，二脏交争，血乱气并，痰涎壅塞，所以百脉凝滞，关窍不通，风气蕃盛而无所泄，故暴烈也。

治法大要用药有序，通关以后，且与截风定搐。痰热尚作乃下之，痰热一泄，又须急与和胃定心之剂。如搐定而痰热无多，则但用轻药消痰除热可也。盖急惊虽当下，切不可过用寒凉之药及巴粉银硝辈，荡涤太骤。银粉巴硝脑麝等剂，医家不得已而开之，仅去疾即止，或不当用而用，或当用而过用，往往由此而成慢惊矣。欲下之法，须当审问前人，已下未下，或曾经吐泻否，已下及吐泻者，不可再下，但驱风化痰消热而已。然急惊在一时治之，不可宽缓，稍缓则证转深，若一时体认未明，又不可妄施药饵。截风定搐，先与通关嚏惊辈，次与人参羌活散、定搐散，以意择用。下剂有三，轻下则利惊丸③，稍重则疏风散、柴胡加大黄汤，重则用天麻丸、牛黄凉膈丸。下后和胃助气，生气散、茯苓二陈汤、苏合香之类。宁心定志则用定志丸、全蝎散、温胆汤，不冷不热，祛风镇惊之剂，又当继此以防其再发也。

---

① 急：原作"参"，据嘉靖六卷本改。
② 壮：原作"桂"，据嘉靖六卷本改。
③ 丸：原作"凡"，据文义改。

全蝎散

治惊风不语，通窍豁痰。

全蝎七枚，每一枚用紫苏叶包，涂①蜜炙，去叶再包，再炙

上为末，每服一字，姜汁入，蜜少许，搜和含化下②。

通关散

治惊风搐搦，关窍不通。

南星炮，一钱　麝香一字　猪牙皂角二锭　赤蜈蚣一条，炙
僵蚕炒，一钱

上为末，以手点姜汁，蘸药少许擦牙。或用物③引，滴入
药两三点，涎出自开。皂角略烧存性，为末。

嚏惊散

半夏一钱　猪牙皂角半钱

上为末，用一豆许，用管子吹入鼻，立醒。

开牙散

细辛　南星　朴硝各一钱　全蝎五枚　麝香半钱

上为末，以少许用乌梅肉揉④和擦牙，兼用细辛、皂角、
荆芥末，吹入鼻中。

人参羌活散

治惊风热涎潮，牙关紧急或中风。

---

① 涂：原作"徐"，据《赤水玄珠》卷二十五《明惊风篇》改。
② 下：原作"一"，据嘉靖六卷本改。
③ 物：原作"敕"，据《婴童百问》卷二《第十四问发搐》及《证治
准绳》集之二《肝脏部·急惊》改。
④ 揉：原作"操"，据《赤水玄珠》卷二十五《急惊风篇》改。

柴胡半两，去芦　地骨皮去土　天麻酒炙　前胡各二钱半　人参
川芎　独活　枳壳炒　茯苓　羌活　桔梗各半两　甘草三钱

上剉散，每服三钱，生姜、薄荷煎服。加蝉蜕治惊热，体硬加麻黄、干葛、薏苡仁。

芎活汤

治急惊风，角弓反张。

人参　黄芩　杏仁　石膏各一钱　麻黄　甘草　肉桂　川
芎　干葛　升麻　当归　独活各三钱

上剉散，每服二钱，姜煎服。

钩藤饮

治一切惊风潮搐，眼视昏迷，但是惊风变易宜服。

麻黄去节　甘草　蝉蜕五个，去足翅　升麻　龙胆草二钱　川
芎　天竺黄　钩藤　羌活　独活　防风各三钱

上剉散，每服二钱，竹叶三片，薄荷三片煎。

琥珀散

治小儿急慢惊风，涎潮昏冒，目瞪搐搦①，惊钓肚疼，及和顺痘疮，小可惊哭，眠卧不安，入口立效。又治惊痫，常服安心定志。

辰砂　琥珀　牛黄　僵蚕炒　全蝎去毒　胆制②　白附子炮
天麻　代赭石　乳香　蝉蜕各一钱　麝香半钱　脑子一字

上为末，三岁半字，薄荷金银汤下，慢惊加附子。

金箔镇心丸

治风痰壅盛，发热，心神恍惚，急惊搐搦。

---

① 搦：原脱，据文义补。
② 胆制：胆南星。

雄黄　辰砂　天竺黄各一钱　胆制三钱　茯苓　人参各二钱
山药一钱半　牛黄　麝香各半钱　金箔五片

上为末，炼蜜为丸，如梧桐子大，以金箔为衣，每一丸用
钩藤、薄荷、灯心煎汤下。常服定志安心。

天麻防风丸

治一切惊风壮热，痰盛，恐怖。

僵蚕半两，炒　天麻煨　防风　人参各一两　牛黄一钱　全蝎
半两　辰砂　雄黄各二钱半　甘草二两，炙　麝香二钱半

上为末，炼蜜丸如梧桐子大，每服三丸，薄荷汤下。

凉惊丸

治惊痫有热发搐，心神恍惚，牙关紧急，目窜上视，潮热，
手足动摇。

黄连　防风　脑子半钱　青黛　龙胆各三钱　钩藤二钱　牛
黄　麝香各一字

上研极细，面糊丸粟米大，每服三五丸至一二十丸，煎
金银汤送下。

定心丸

温惊用此。

茯神　白附子　南星炮　各三钱　人参　全蝎　僵蚕十四个，
炒　乳香三字　远志肉各一钱

上为末，牛胆汁丸如梧桐子大，每一丸，金银汤化下。

镇心丸

治惊，常服安心镇惊。

桔梗　山药　山栀　甘草各等分

上为末，炼蜜丸如樱桃大，金银箔为衣，每一丸，薄荷

汤下。

利惊丸

治急惊身热，面赤引饮，口中气热，大小便黄赤。

青黛　轻粉各一钱　黑豆半两，生，末　天竺黄二钱

上为末，炼蜜丸如小豆大，每一岁一丸，薄荷汤下，或白糊丸亦可。

朱砂膏

治惊风痰盛。

朱砂　牙硝各二钱　川灵脂　芦荟各一钱半　麝香半钱　脑子一字

上研细，甘草膏丸绿豆大，金箔为衣，每一丸，薄荷汤下。

疏风散

治惊风痰热俱盛。

槟榔　陈皮　牵牛　大黄煨　各等分

上为末，每服半钱，生蜜少许调下。

牛黄凉膈丸

治热盛涎潮。

牙硝　石膏　甘草各半两　胆制二钱半　牛黄　紫石英一钱　麝香　脑子各半钱　寒水石煅，半两

上为末，甘草膏丸如绿豆大，每一丸，橘皮汤下。

柴胡加大黄汤

最利痰热。

柴胡一两　黄芩　人参　半夏　生姜各三钱半　甘草一钱　大黄量虚实加之

上剉散，每服三字，枣子煎服。

金星丸

治风热结聚，喉内痰鸣，喘粗咳嗽，面颊红，颊①腮赤肿，喉膈壅塞，目闭不开，发热狂言，烦躁多渴，欲生惊风，或大便不通，小便如血，并宜服之。

郁金　雄黄各一分　腻粉半钱　巴豆七粒，去油膜心

上为末，米醋糊丸如麻子大，薄荷汤下。又方加蝎梢一钱，南星一个，尤佳。

揭风汤

利下痰热。

青黛　芦荟　全蝎各一分　南星半两，为末，水调作饼，包②前③药三味，煨　朱砂一钱半　轻粉　牙硝各三字④

上将南星饼包黛、蝎、荟三味，煨令赤色，取出同为细末。每服一字，金银汤调下。

生气散⑤

丁香　白术各二钱　青皮二钱　木香　人参　甘草炙　各一钱

上为末，每服半钱，沸汤调下。如更有余热，不宜服⑥温药，必用凉药以解之。

和中汤

和胃气，止吐泻。

----

① 颊：原作"夹"，据《赤水玄珠》卷二十五《明惊风篇》改。
② 包：原作"食"，据《赤水玄珠》卷二十五《急惊风篇》改。
③ 前：原作"煎"，据文义改。
④ 三字：原脱，据嘉靖六卷本补。
⑤ 生气散：原脱，据《幼科证治准绳》集之二《肝脏部·急惊》补。
⑥ 服：此后原衍"之"字，据文义删。

茯苓　莲肉去心　各二钱　藿香洗　天麻　人参　扁豆炒　木香　白术　甘草各一钱

上剉散，服二钱，姜枣煎。

定志丸

治惊风已退，神志未定，以此定之。

琥珀　茯神　远志肉　人参　天麻　天门冬　白附子　酸枣仁　甘草各等分

上为末，炼蜜丸如皂子大，辰砂为衣，灯心、薄荷汤磨下一丸或二丸。

奇方

治惊镇心。

雄黄　大辰砂各二钱

上为末，猪心血水调下。

温胆汤

治惊悸烦痰。

半夏　枳实各二钱半　茯苓半两　陈皮　甘草各一钱半　酸枣仁二钱半，去壳

上剉散，每服二钱，入竹茹少许，姜枣煎。

全蝎散

治急慢惊风，定搐。

僵蚕炒，三个　全蝎七个　薄荷叶炙　麝香各少许

上为末，煎石榴皮汤下。

酸枣仁散

治惊心不宁，怕怖恍惚。

人参二钱　茯神半两　粉草一钱　辰砂半钱　麦门冬三钱　远志肉　酸枣仁　麝香少许

上为末，钩藤汤调下，内钓加木香。

防风散

治风热痰壅，大便不通。

羌活　防风　枳实　川芎①　甘草炙　大黄煨　各二②钱半③

上剉散，每服二字，姜枣煎，可加赤芍药。

宣风散

疏导风热。

槟榔　甘草　橘红各半两　牵牛二两，半生半炒

上为末，每半两用蜜汤调下。

芦荟散

治惊风痰盛发搐。

全蝎五个，炙　巴霜一字　轻粉半钱　芦荟　南星炮　朱砂川郁金一分　皂角小者　脑子　麝香各一字

上为末。每服一字，煎金银薄荷汤调下。

青金丹

疏风利痰。

芦荟　牙硝　青黛各一钱　使君子三个　硼砂　轻粉半钱蝎梢十四个

---

① 芎：原作"弓"，据嘉靖六卷本改。
② 二：原脱，据《婴童百问》卷二《第十八问急慢脾风下痰轻重》补。
③ 半：原脱，据《婴童百问》卷二《第十八问急慢脾风下痰轻重》补。

上为末，香墨水丸如麻子大，每一丸，薄荷汤下。

王监京墨丸

治痰热惊积。

青黛　使君子煨熟　芦荟　胆制各二钱　川墨二钱　腻粉
麝香各①半钱　脑子一字

上为末，面糊丸梧桐子大，每服一丸，薄荷汤磨下。楚州
王监卖此药著名，大利痰热、惊积疳积。

镇心丸

治急惊，化痰镇心。

朱砂　龙齿　牛黄各一钱　铁粉　琥珀　人参　茯神　防
风　全蝎七个，炙

上为末，炼蜜丸梧桐子大，每一丸，薄荷汤磨下。如无牛
黄，以胆南星代之。

珍珠丸

治急惊风，涎潮热盛。

滑石　白附子　轻粉　巴豆十五粒，去膜油

上为末，面糊丸如绿豆大，三岁服一丸二丸，葱白汤送下。
一方加南星、全蝎。

犀角汤

治热盛心惊。

犀角另磨　防风去芦　木通去节　甘草　茯苓　桑白皮各等分

上剉散，每服三钱。

---

① 各：原脱，据《赤水玄珠》卷二十五《急惊风》补。

银枣汤

治惊热潮热。

麦门冬　地骨皮　远志肉　人参　茯苓　防风　甘草各三钱　大黄二钱，煨

上剉散，每服一钱。

清心丸

治惊热烦躁。

人参　茯苓　防风　柴胡　辰砂各二钱　金箔二十片

上为末，炼蜜丸如梧桐子大，用竹沥汤磨下一丸。

胆星丸

镇心压惊，利痰解热。

胆南星半两　辰砂　防风各一钱　麝香一字①

上末用牛胆皮汤浸，为丸如梧桐子大，每一丸井水下。

导赤散

方见②

至宝丹

方见惊风。

辰砂七宝散

方见口疮。

天麻丸

方见撮口。

---

① 一字：原脱，据《仁斋直指小儿方论》卷一《惊热》补。
② 方见：底本阙文，下同。

异功散

茯苓二陈汤

加莲肉、石菖蒲，姜枣煎，和胃助气。

慢惊方论

夫慢惊者，因病或吐或泻，脾胃虚损，遍身冷，口鼻气出亦冷，手足瘛疭，昏睡露睛，此无阳也，瓜蒌汤主之。凡慢惊之证，或吐或泻，涎鸣微喘，眼开神缓，睡则露睛，惊跳①搐搦，乍发乍静，或身②热身冷，或四肢热，口鼻冷气，面色淡青，眉间唇间或青黯，其脉沉迟散缓。盖由急惊过用寒冷，或转下太骤传变成之。又有吐利下而成者，有气虚暴吐泻而成者，有脏腑虚洞泄而成者，有久痢气脱而成者，有下积取泻而成者，有吐血泻血而成者，有感风误药成者，有伤寒转变阴证成者，有得久嗽发痫不已者，有虫积冲心者，有得之疝气腹痛者。其或日夜汗出，脾困多睡，烦躁引饮，四肢浮肿，大小便闭，丹瘤毒，龙带缠腰，走马③急疳，并传慢候，惟吐泻积痢成虚致之，则传④变甚速。

治法大要，须当审问源流，不可概曰慢候。如吐泻得之，则理中汤加木香以温其中，五苓散以导⑤其水。脏寒洞泄得之，先与术附汤。下积取转得之，则先与调气散。外感寒邪则先与

---

① 跳：原作"桃"，据《保婴撮要》卷三《慢惊》改。
② 身：原脱，据《保婴撮要》卷三《慢惊》补。
③ 走马：指发病迅速，势如走马。
④ 传：原作"程"，据嘉靖六卷本改。
⑤ 导：原作"道"，据《婴童百问》卷二《第十六问慢惊》改。

桂枝汤、解肌汤，其他可以类推矣。然慢惊虽属阴，亦须①较阴阳亏盛、浅深如何，不可纯用温药及燥烈大热之剂，惟于生胃气中加以截风定搐，如全蝎、花蛇、僵蚕、白附、天麻、南星辈为良方。传慢候而尚有阳证者，不必回阳，但与截风调胃，可冷可热，均平阴阳而已。太乙保生丹、聚宝丹、蝉蝎散、神保既济丹、来复丹、王氏惺惺散、醒脾散、温白丸，可选而用之。若阳亏阴盛，病传过，纯属阴。慢惊，无搐掣反引窜视之证，而但昏沉者，星香全蝎散、定命饮、四圣散、乌蝎四君子汤、乌沉汤、沉香散之属。若手足冰冷者方可回阳，用硫黄、附子。下痰，身暖者，天南星丸、苏合香丸、白丸子；痰盛者，神保②既济丹、礞石散；虚甚③不可下痰者，灵脂丸、七珍丸，但不可服脑、麝、巴霜、朴硝通关利肠辈。如未发慢惊，先要睡，吐舌摇头，面青，毛皮竖，吐乳作腥，额上有汗，此证乃吐后胃虚生风，当下截风，醒④脾散，或四君子汤加全蝎、防风，银白散、钩藤饮去麻黄。更宜多方，走变药饵，不可轻服。又有慢惊正发，吐泻冷汗，双眼闭，唇红⑤，摇头发直，两胁动，心闷气粗，口疮，当用南星末⑥贴脚底心尤好。少间口疮，不纳乳食，名曰锁膈，则难救矣。

瓜蒌汤

治慢惊。

---

① 须：原作"虽"，据《婴童百问》卷二《第十六问慢惊》改。
② 保：原作"宝"，据目录改。
③ 甚：此后原衍"者"字，据《婴童百问》卷二《第十六问慢惊》删。
④ 醒：原作"省"，据目录改。
⑤ 红：原作"紅"，据嘉靖六卷本改。
⑥ 末：原作"宋"，据嘉靖六卷本改。

瓜蒌根二钱　白甘遂一钱　按：《本①草》内白②甘遂乃蚕休③也，又名草④甘遂，不用赤甘遂

上为末，同于铫内，慢火上炒焦黄，研匀，每服一字，煎麝香、薄荷汤调下，无时。

太乙保生丹

治慢惊尚有阳证。

全蝎　白附子生　僵蚕　胆南星　蝉蜕　琥珀　辰砂各一钱　麝香半钱　防风一钱

上为末，粟米糊为丸梧子大，金箔衣，每一丸，薄荷汤下。

蝉蝎散

方传慢惊可用。

全蝎七个，去毒　蝉蜕二十一个　甘草炙，二钱半　南星大，一个，炮⑤

上为末，每服半钱，姜枣煎服。

聚宝丹

方传慢惊可用。

人参　茯神　琥珀　天麻　僵蚕炒　防风　南星炮　白附子生　全蝎炙　各一钱　乌蛇肉酒浸，焙，一钱　朱砂半钱　麝香少许

上为末，炼蜜丸如梧桐子大，每一丸，菖蒲汤化下。

神保既济丹

分阴阳，平冷热，定吐泻，豁痰涎。

① 本：原作"辛"，据文义改。
② 白：原作"由"，据《婴童百问》卷二《第十六问慢惊》改。
③ 蚕休：原作"蚕体"，据《婴童百问》卷二《第十六问慢惊》改。
④ 草：原脱，据《婴童百问》卷二《第十六问慢惊》补。
⑤ 炮：此后原衍"香"字，据嘉靖六卷本删。

硫黄　焰硝　五灵脂　青皮　陈皮　半夏曲炒　各等分

上将焰硝研，用瓷器熔汁倾出，候冷再研细，入诸药末内拌和，粟米糊丸麻子大，每服三丸，食前米饮下。

王氏惺惺散

治吐泻，脾困内虚。

人参　茯苓　木香　天麻　扁豆炒　全蝎炙　陈米炒　各等分

上剉散，每服二钱，姜枣煎服。

大醒脾散

治吐泻，脾困不食。

南星　茯苓　橘红各一分　全蝎炙　甘草　莲肉　白附子

人参　木香　陈米炒，二百粒

上剉散，每服二钱，姜枣煎。

醒脾散

治吐泻，脾困，不思乳食。

人参　全蝎　白附子　天麻　甘草炙　茯苓　石菖蒲　木香　莲肉　白术

上为末，每服三字，姜枣煎服。有热去木香，驱风醒脾。两方皆可用酿乳，小儿胃虚，不消乳食，尤须节约。

术附汤

治风湿相抟，身体烦疼，不能转侧，不呕不渴，大便坚硬，小便自利，及风虚头目眩，重甚者不知食味。

白术四两　甘草炙①，二两　附子一两半，炮②，去皮脐

---

① 炙：原作"钱"，据嘉靖六卷本改。
② 炮：原作"包"，据嘉靖六卷本改。

上剉散，每三钱，水盏半，生姜五片，枣三枚煎，食前温服。此药暖①肌补中，助阳气，止自汗。

乌沉汤

治慢惊，驱风助胃。

天麻　人参　川芎生　全蝎炙　南星炮　木香　沉香各一钱　甘草半钱，炙

上剉散，每服三字，姜煎。

沉香散

生胃气，止吐泻。

茯苓二钱　沉香　丁香　木香　藿香洗　厚朴制，炒　甘草各一钱

上极细末，每服一字，米汤调下。

星香全蝎散

治慢惊风、昏迷痰搐。

南星　木香　人参　橘红各一钱　全蝎　甘草半钱，炙　有热加防风

上剉散，每一钱入紫苏、姜、枣煎服。

定命饮

治慢惊吐泻困重，欲传慢脾通用。

半夏生　茯苓　木香　生姜末各二钱　白术一钱　甘草一钱，炙　天麻二钱

上为末，每半钱姜枣煎汤调下。

---

① 暖：原作"腰"，据嘉靖六卷本改。

温白丸

驱风豁痰。

人参　防风　白附子生　僵蚕　全蝎炙　各一钱　南星炮
天麻各二钱

上为末，面糊丸如梧桐子大，每一丸姜汤磨下。

天南星散

驱风豁痰。

南星一个，重八九钱者

上将南星就地上作小坑，深七寸许，用火炭五斤，烧通红，
以好米醋半盏，洒入坑中，即纳南星于内，次以大炭条密盖之，
又用盆盖其上，一伏时取出，洗、切、焙为末，入琥珀、全蝎
末一钱。每服半钱，煎生姜防风汤调下。

灵脂丸

治慢惊痰盛搐搦。

五灵脂　白附子炮　木香　僵蚕炒　各一分　全蝎炙，半分
朱砂一钱　南星炮，半两

上为末，米醋煮生半夏糊丸麻子大，每服三丸，姜汤下。

七珍丸

治诸风，顽痰壅盛，大小通用。

细辛　川灵脂　僵蚕炒　各一钱　白附子一钱　朱砂半钱　全
蝎四个，炙

上为末，用大南星末煮，糊丸麻子大，每服五丸，姜汤下。

钩藤散

治吐利，脾胃气虚，生慢风。

钩藤钩三分　蝉蜕　天麻　防风　蝎尾　人参各半两　麻黄去节　僵蚕炒　甘草　川芎各一分　麝香少许

上剉散，白水煎，寒多加附子半钱，可与后蝉蜕钩藤饮兼看对证用。

礞石丸

又名夺命散，大能利痰，不问急慢惊、脾风。痰涎潮盛，塞于咽间，其响如潮，名曰潮涎。百药俱不能过其咽，命在须臾，但先用此药，入喉，其痰坠下，功有万全，夺天地之造化，起危笃之疾。

青礞石一两，另研　焰硝半两，一方用一两，同礞石入锅①子内，用白炭火煅过红，须消尽为灰，药冷如金色

上为末，急惊风痰壅上，身热如火，用生薄荷自然汁入蜜调，微温服之。良久，其药自裹痰坠下，随大便过，痰涎与药夹和，如稠涕胶黏，乃药之效也。次服退热祛风截惊等药。又方为末，稀糊丸绿豆大，每服二丸。急风，薄荷荆芥汤下；慢脾风，用木②香汤磨下。慢惊、慢脾虚风亦痰涎潮上，塞住咽喉，药食俱不能入，用此药，以青州白丸子再研为末，稀糊丸，入熟蜜汤调下，其涎即坠入腹。次服治慢惊药，其痰过时一如前说。不动脏腑，不伤真气，但见药杂其稠涎，亦无粪，始知此药神验。

天南星丸

治慢惊痰壅，惟身热者可服。

南星一斤，每个重一两者，汤泡去外乳皮，酒浸一宿，用桑柴蒸，不住

①　锅：原作"窝"，据《婴童百问》卷二《第十六问慢惊》改。
②　木：原作"水"，据嘉靖六卷本改。

添熟汤，令釜满内气猛，更以酒洒之，常令药润。取出一个，嚼少许，不麻舌为熟，未即再炒。候熟，用铜刀子切细，焙干。麝香　丁香各一两　龙脑一两半　辰砂二两，一半为衣

上为细末，炼蜜丸，入酒少许，朱砂为衣，每服一丸，生姜煎汤磨下。

四圣散

治慢惊痰滞虚热，若有窜视搐搦证。

全蝎七个　僵蚕十四个　南星七钱半　川乌三钱三字①

上将南星末水调作饼，裹蝎、蚕、川乌，用湿纸重包，慢火灰中煨令赤色，顿地上一伏时。为末，每一字煎金银汤，点好茶清少许调下，更以少许用管吹入鼻中亦好。

酿乳法

治慢惊，睡多啼，凡面黄脉细者难治。

人参　木香　藿香洗　沉香　陈皮　神曲炒　麦蘖炒　丁香各等分

上剉散，每服四钱，姜十片，紫苏十叶，枣三枚，煎。乳母食后，捏去奶汁服之。即仰卧霎时，入乳之络，令儿吮，不可过饱，亦良法也。

乌蝎四君子汤

前四君子汤加川乌、全蝎，为末，每服半钱，姜枣煎汤调下，再服去川乌。

封囟法

麝香一字　蝎尾半分，去毒　蜈蚣一字　薄荷半字　青黛一字

---

① 三字：《婴童百问》卷二《第十六问慢惊》无，疑衍。

上为末，枣肉和成膏，新绵上涂匀，贴囟上，四方可出一指许，火上炙，百日里外儿可用此。

银白散

方见

琥珀丸

方见

四君子汤

方见

理中汤

方见

五苓散

方见

调气散

方见变蒸。

苏合香丸

一倍。

白丸子

二倍夹和，每服半钱，姜汤调下。

慢脾风方论

夫慢风之候，面青额汗，舌短头低，眼合不开，困睡中摇头吐舌，频呕腥臭，噤口咬牙，手足微搐而不收，或身冷，或身温而四肢冷，其脉沉微，阴气极盛，胃气极虚，十救一二。

盖由慢惊之候后，吐泻损脾，病传已极，总归虚处，惟脾所受，故曰脾风。若逐风则无风可逐，若疗惊则无惊可疗，但脾间痰涎，虚热往来。其合眼者，脾困气乏，神志沉迷，痰涎凝滞然尔。世所谓慢风难疗者，慢脾风是也。然慢脾一名虚气，凡小儿或吐或泻之后，面色虚黄，大势虚损，若因虚而发热，继此必得慢脾风。才见摇头斜视，以手扑人，昏困喜睡，额上多汗，身亦黏汗，其声沉小而焦，即是脾风之证，不必皆由急慢风传次而至。

治法大要生胃回阳，黑附汤、川乌散、金液丹、白丸子各一半，生附①四君子汤可酌斟用之。胃气渐复则异功散温平而调理之，如蝎附散、阴痫散等亦可参用。若是眼半开半合，手足不冷，证候尚在慢惊，则不必用回阳。或已入慢脾而阳气未甚脱者，亦不可用硫黄、附子辈。凡服回阳汤剂，手足渐暖者，仍以醒脾散类。慢惊下痰轻者神保既济丹、白僵蚕丸，重者辰砂膏。灸慢脾风，遇恶证候服药不效者，如有太冲脉，则取百会穴灸之，此治慢脾风之大要也。

黑附汤

治慢脾风盛、四肢厥逆。

附子三钱，炮，去皮　木香一钱半　甘草半钱　白附子一钱

上剉散，每服三钱，姜五片煎服，若手足暖而苏省，即止。

川乌散

驱风回阳。

川乌生，二分　全蝎　木香各一分

① 附：此后原衍"子"字，据下文方名删。

上剉散，每服三字，姜四片煎服。如呕吐者加丁香。

蝎附散

回阳气，豁风痰。

全蝎七个，去毒　附子二钱，炮　南星炮　白附子炮　木香各
一钱

上剉散，每服半钱，姜五小片，慢火熟煎服。

生附四君子汤

助胃回阳。

上以四君子汤加生附子四分之一，厥逆者对加，每一钱，
姜三片，煎熟，以匙送下。

白僵蚕丸

方传慢惊脾，阳气未甚脱者，可用此截风痰。

胆制二钱　僵蚕炒　地龙　全蝎炙　五灵脂各一钱

上为末，煮半夏糊丸，麻子大，每服五丸，姜汤下。

星苏散

治慢脾风，口噤不语，痰热及治诸惊风口噤。

大南星一个，炮

上剉散，每服二字，姜四片、紫苏五叶同煎出，入雄猪胆
汁少许，温和服。凡不语者，大小便须要调导。慢脾风不语，
只用南星，以人参、石菖蒲为佐。

木香汤

治慢惊、慢脾风得效。

南星炮　白附子煨　天麻　木香　陈皮　茯苓　莲肉去心
各二钱　黄芪炙　白术　石菖蒲去毛　甘草各一钱

上剉散，每服三钱，姜枣煎服。

快脾汤

治慢惊、脾困不食，和胃祛风。

大南星一两，切棋子块，用生姜一两、厚朴一两同煮熟，去姜、朴，用南星，焙干　木香二钱半　茯苓半两　天麻二钱半　全蝎七个

上为末，甘草生姜汤调下。

金液丹

治吐利日久，脾胃虚损，手足厥逆，精神昏睡，多睡露睛，口鼻气凉，欲成慢惊风者。又治大人阳虚阴寒，身冷脉微，自汗，小便不禁。

舶上硫黄十两，研极细，用瓷盒盛，令八分水和赤石脂①封缝，盐泥固济，晒干。地上埋一小罐子，盛水满，安盒子在上，又以盐泥固济，以三日三夜加火一煅②，候冷取出为末

上以柳木槌乳钵内研细，每服二钱，生姜汤下。大人，药末一两用，蒸饼，梧子大，每五十丸，米汤下。

异功散

温中和气，吐泻不思饮食，及治虚冷病，先服正气。

人参　茯苓　白术　甘草　橘红　木香各等分

上剉散，每服三字，姜枣煎。一方无木香。

阴痫散

祛风豁痰，回阳正胃。

白附子生　附子生　南星生　半夏生　各等分

---

① 脂：原作"胎"，据嘉靖六卷本改。
② 煅：原作"服"，据《阎氏小儿方论》改。

上剉散，井水浸七日，逐日换水浸，去水，干，入全蝎末二钱，同研极细，每服一字，生姜汤下。

至圣保命丹

方见

醒脾散

方见前慢惊。

胎惊方论

胎惊风者，以妊妇调适乖常，饮酒嗜欲，忿怒惊扑，母有所触，胎必感之。或外挟风邪，有伤于胎，故子乘母气，生下即病也。其候月内温壮，翻眼握拳，噤口咬牙，身腰强直，涎潮呕吐，搐掣惊啼，腮缩囟开，或颊赤面青眼合，更胎风眼合，不可误作慢脾风，妄用温药。要视其眉间气色，若红赤鲜碧者可治，若黯黑青黑者不治。虎口指纹曲入里者可治，出外者不治。其治法解散风邪，利惊化痰，调气贴囟，甚则以朱银丸利之。面青拳搐者，宜服保命丹、钩藤散、全蝎散。初生婴儿，难以用药，凡有此候，急取猪乳，细研辰砂①、牛黄、麝香各少许，调抹入口中即愈矣。

猪乳膏

治胎惊。

琥珀　防风各一钱　大辰砂半钱

上研极细，以猪乳调一字拭入口中。

---

① 砂：原脱，据《片玉心书》卷四《胎毒门》补。

全蝎散

治胎惊痫诸惊。

全蝎一个　琥珀　辰砂各少许

上为末，麦门冬汤调下一字。

至圣保命丹

治小儿胎①惊内钓，腹肚坚硬，眠睡不安，夜多啼哭，及治急慢惊风，眼目上视，手足抽掣，不省人事，悉皆疗之。

全蝎十四个，去毒　防风二钱　白附子一钱，煨　南星炮②，用胆制　蝉蜕，去毒　僵蚕炒，去毒　天麻各二钱　辰砂一钱，另研　麝香半钱，另研

上为末，揉粳米饭丸如芡实大，以金箔十片为衣，每一丸，钩藤、灯心煎汤磨下。有热加牛黄、脑子、硼砂。一方加羌活二钱。此药常服，镇心化痰。

独活汤

治胎惊，发散风邪。

羌活　独活各二钱　槟榔　天麻　麻黄去节　甘草各二钱

上剉散，每服一钱，白水煎。内加天南星末，蜜调，可贴囟门上。

朱银丸

方见前噤风撮口。

钩藤散

方见前慢惊。

---

① 胎：原脱，据《婴童百问》卷二《第十四问发搐》补。
② 炮：原作"包"，据文义改。

卷之四

惊风方论

惊风者，虚惕怔忡，气怯神散，痰涎来去，其泻必青，渐生风而未至风也。惊邪入心则面红颊赤，惕惕夜啼；惊邪入肝则面目俱青，眼睛窜视；惊邪入肾则面黑恶叫，龄龄咬牙；惊邪入肺则面色淡白，喘息气乏；入脾则呕吐不①食，虚汗多睡，面色淡黄。据脉观之，虚则散而濡，实则数而快。

治法镇惊化痰，安神定志，亦须究竟何脏受病之处而调理之。然有所谓温惊，有所谓利惊，有所谓凉惊。虚者温之，实者利之，热者凉之，是为治法。睡中惊啼，声浮者易治，声沉不响者难痊。又有惊积者，受惊日久而积成之。其状额上有汗，喘息烦渴，潮热往来，肚皮有热，睡中觉腹内有物跳动，泻下如白脂豆汁是也。治法量轻重而疏导之，与调气和胃取愈。大凡小儿腹中，或热或胀或硬，皆为内实，法当疏利，辰砂膏、青龙丸主之。凡疏利之剂，皆可随证而用之。热甚心经烦渴者，至宝丹解之，羌活散、防风导赤散、蝉蜕钩藤饮、天麻丸可选而用之。大便秘涩者，七宝洗心散加辰砂服之。大小便不利者，神芎丸、宽热散，轻者化风丹、安神丸主之。

青龙丸

治惊有热。

---

① 不：原作“一”，据《婴童百问》卷二《第二十问惊风》改。

青黛　茯神　芦荟　南星炮①　各一钱　麝香少许　轻粉　巴霜　全蝎三个，炙

上先将巴豆研如泥，次入诸药末，研极细，揉②饭丸粟米大，朱砂为衣，每服③一丸，薄荷汤送下。

至宝丹

治诸痫，急惊心热，卒中客忤，不得眠睡，烦躁，风涎搐搦，及伤寒狂语，伏热呕吐，并宜服之。

生犀角　玳瑁屑　琥珀　朱砂　雄黄④　金箔　银箔各五十片，一⑤半为衣　片脑⑥一分　麝香一分　牛黄半两　安息香一两半，为末，以无灰酒⑦飞，过滤，去沙土石，熬成膏

上生犀、玳瑁为极细末，入诸药同研匀，将安息香膏以重汤煮，凝成和搜为剂，如干入蜜，盛不津器⑧中，旋丸如梧桐子大。二岁儿服二丸，以人参汤化下，大小以意加减。又治大人卒中不语、中恶气、中热暗风、产血晕、死胎不下，用童子小便一合，生姜自然汁三五滴，同温化下三五丸，立效。

防风导赤散

治小儿初惊。

生地黄　木通去节　防风　甘草各等分

---

① 炮：原作"包"，据文义改。
② 揉：原作"探"，据嘉靖六卷本改。
③ 每服：原作"年"，据《婴童百问》卷二《第二十问惊风》改。
④ 雄黄：此后原衍"酪"字，据嘉靖六卷本删。
⑤ 一：原作"二"，据嘉靖六卷本改。
⑥ 片脑：龙脑香之状如梅花片者，为冰片上品。
⑦ 无灰酒：指不加石灰的酒。古代为防止酒发酸，一般在酒内加入少许石灰。
⑧ 不津器：不渗漏的器皿。

有热加黄芩、赤芍药、羌活。

上剉散，每服三钱，水一盏，竹叶三叶煎。

蝉蜕钩藤饮

治肚疼惊啼。

钩藤　天麻　茯苓　川芎　芍药各二钱　甘草　蝉蜕各一钱

上剉散，灯心煎，加木通、麦门冬、防风、羌活各一钱。

七宝洗心散

治惊风烦热，兼治小儿烦热生疮。

生地黄　荆芥　防风　甘草　黄芩　羌活　赤芍药各等分

一方加当归。

上为末，入辰砂减半，每服一钱，灯心薄荷汤调下，空心服。

神芎丸

治风热壅滞，头目昏眩，口舌生疮，牙齿疳蚀，或遍身疮疥，咬牙惊惕，心忪①躁烦多渴，大小便涩滞，或积热腹满，惊风潮搐，并皆治之。

大黄生　黄芩　牵牛　滑石各四②两　黄连　薄荷　川芎各半两

上为末，熟水丸如梧桐子大，每四十丸至五十丸，温水吞下。一方加蒲黄，止血证。

清心丸

治惊热烦躁。

---

① 忪（zhōng）：怔忪。

② 四：此后原衍"十一"字，据嘉靖六卷本删。

人参　茯神　防风　朱砂　柴胡各二钱

上为末，炼蜜丸梧子大，每一丸，竹沥调下。

宽热散

治小儿中天吊，手足搐搦，肚腹有热，兼治食癖、积乳癖，服此则下恶物，或成块如鼻涕腥臭，觉得腹肚渐消。

枳壳去瓤，一两，以水润①之　巴豆四十九粒，去皮，同膜炒，去豆　大黄一两　朴硝半两　甘草

上为末，每服一字或半钱，用薄荷汤调下一呷。或入砂糖一块，皂子大，以薄荷汤调匀，空心乳食服，看儿肥瘦加减服之。或小儿通身生疮，可早晨服，推出毒气。

安神丸

治惊。

人参　茯神　麦门冬　山药各二钱　龙齿一钱　片脑一字　朱砂一钱　甘草半钱　寒水石半钱

上为末，炼蜜丸如鸡头实大，金箔为衣，灯心汤磨下。钱氏有牙硝，无龙齿、人参、金箔。

天麻丸

辰砂膏

方见前脐风撮口。

化风丹

天钓内钓方论

天钓者阳也，内钓者阴也。盖天钓壮热惊悸，眼目翻腾，

---

① 润：原作"涠"，据《婴童百问》卷五《第五十问诸热证》改。

手抽掣，或啼或笑，喜怒不常，甚者爪甲皆青，如祟之状。盖由乳母酒肉过度，毒气入乳，儿吮遂使心肺生热，痰郁气滞，加之外挟风邪，致有此耳。治法解利风热则愈。又有内钓者，腹痛多啼，唇黑囊肿，伛偻反张，眼内有红筋斑血，盖风气壅结兼惊风而得之。经云：内钓胸高，时复渐①安，眼尾红脉见是也。此病胎中有风有惊，故有此证，先是内脏抽掣，极痛狂叫，或泄泻缩脚，忍疼啼叫②，钓证一过，外证抽掣又来，内外交攻，极难调理，须分两项下药。内证服聚宝丸、钩藤膏、魏香散，外搐服钩藤饮、保命丹，最要进得乳③。小儿受此病，间有好者，杨氏乳香丸、木香丸，治内钓之要药也。

钩藤膏

治小儿腹中极痛，干啼，名盘肠内钓。

乳香别研　没药别研　木香　姜黄各四钱半　木鳖子十二个，去壳

上为末，炼蜜丸皂子大，煎钩藤汤化下，一岁可服半丸，次服魏香散。

魏香散

蓬术半两　真阿魏一钱

上将阿魏用温酒化，浸蓬术一昼夜，焙干为末，紫苏汤调下。

---

① 时复渐：原作"肘后"，据《婴童百问》卷三《第二十一问天钓内钓》改。

② 叫：原脱，据《婴童百问》卷三《第二十一问天钓内钓》补。

③ 得乳：原作"乳得"，据《婴童百问》卷三《第二十一问天钓内钓》乙转。

钩藤饮

治小儿夜啼，乃脏冷也。阴盛于夜则冷动，冷动则为阴极发躁，寒盛作疼，故夜啼不歇，宜服之。

钩藤钩　茯神　茯苓　川芎　当归　木香　甘草　芍药各等分

上剉散，每服一钱，姜枣煎服。其或心热烦啼，必有脸红、舌白、小便赤色。去木香，加辰砂一钱，研极细，和前药末，每服一钱，木通汤调下。如惊啼，加蝉蜕、防风、天麻。

木香丸

治惊风内钓，肚痛惊啼。

没药　木香　茴香　钩藤各一钱　全蝎　乳香各半钱

上将乳香、没药另研细，入诸药末，揉①大蒜糊丸如梧桐子大，每服二丸，钩藤灯心汤化下。

钩藤饮　《直指》

钩藤　茯苓半两　大黄煨　防风　朱砂另研　蝉蜕　羌活独活　青皮　甘草各二钱半

上剉散，每服一钱，姜枣煎，调辰砂末服。

又钩藤饮

治天钓潮热。

钩藤　人参　犀角屑各半两　甘草半分　全蝎　天麻各一分

上剉散，每服一钱。

保命丹

全蝎　蝉蜕　僵蚕炒　天麻　犀角　天浆子有子者　白附

---

① 揉：原作"搌"，据嘉靖六卷本改。

子　南星炮　青黛　朱砂　姜黄各等分　麝香少许

上为末，雄猪胆汁为丸如绿豆大，先将井水调开一丸，入鼻令嚏，次以钩藤煎汤磨下。

乳香丸

治惊风内钓，腹疼惊啼。

乳香半钱　没药　沉香各一钱　蝎梢十四个　槟榔一钱半

上为末，炼蜜丸如梧桐子大，每服二丸，菖蒲钩藤汤化下。

中风方论

小儿中风者，以其血气未定，寒温失调，内则盛热蕴蓄，外则腠理虚开，故风邪乘其外虚而暴中之，其状昏不知人，热壮狂躁，搐掣气粗，口噤涎潮是也。

心中风则偃卧不能倾侧，发热失音，其舌焦赤，若汗流唇赤者可治，灸心俞；或唇间白黑青黄，乃心坏为水，或面目停停，时时悚①动者并不治。肝②中风则居坐不能低头，左胁疼痛，诸筋挛急，头目瞤动，上视多怒，其目青，若达两目，连额微青，唇青面黄者可治，灸肝俞；大段青黑，其目一黄一白者不治。肾中风则居坐面浮，腰脊痛引小腹，其耳黑，若两胁未有黄色起者可治，灸肾俞；或胁间如黄土，发直而齿黄赤者不治。肺中风则偃卧胸满、喘息咳嗽、躁闷汗出，其鼻白，若目下至鼻四围唇口皆白色可治，灸肺俞；或色带黄，肺坏为血，并手寻衣缝者不治。脾中风则居坐腹满，皮肉瞤动，四肢不收，其唇黄，若一身通黄，口吐咸汁者可治，灸脾俞；或手足厥冷

---

① 悚：原作"竦"，据嘉靖六卷本改。
② 肝：原作"用"，据嘉靖六卷本改。

者不治。

　　凡人为风邪所中，皆自背上五脏俞而入。风入于颔颊之筋，则口㖞而牙噤；风塞于咽喉声音之门，则语不出而失音；风与气搏，气以痰①隔，则喉间如鼾齁之声响。是风也，始入于腠肤，次达于经络而搏于筋脉，筋得寒则拘急挛痛，得热则缓施不随。风挟寒邪，即挛急也；风挟热气，即缓施也。拘挛脉必浮紧，缓施脉必浮洪。寒者小续命汤，热者追风毒刬散之类。脉浮者病在表，脉实者病在里，脉促者病在上。在表者散之，在里者泄之，在上者涌之。若虚而寒者，则乌附之类。

　　古人治法，以灼艾为本，亦须消息权②度而投剂焉。虽然风寒暑湿皆能中人，况又有因气而中者。人之骤病，莫若中风，一时仓卒，若未能审，且先与下气豁痰。盖诸中因痰郁气滞而作，通关以还，急以南星、生姜、木香汤调苏合香丸灌之。牙紧者，南星、细辛末，入麝、乌梅肉点擦，牙自开。进药之后，痰消气下，病势稍苏，即详审五脏外证而调理之，省风汤、羌活散，势甚者，防风通圣散、化风丹、牛黄散、钩藤散、至宝丹选而用之。心中风先灸③，可服牛黄丸。肺中风，急以陈皮、桑白皮、罂粟壳煎汤，化百部丸，仍急灸肺俞。

通关散

治卒暴中风，昏塞不省人事，牙关紧急，药不得咽下。

细辛　薄荷　牙硝④　雄黄各一钱

---

①　痰：原作“疾”，据《仁斋直指小儿方论》卷二《中风》改。
②　权：原作“拳”，据《仁斋直指小儿方论》卷二《中风》改。
③　先灸：此后疑脱“心俞”。
④　硝：原作“角”，据《婴童百问》卷三《第二十八问风证风热》改。

上为末，每用少许，吹入鼻中，候喷嚏，然后进药，或用白梅擦牙，更以菖蒲末着舌下，牙关即开，仓卒可用。

排风汤

治中风昏愦，或狂语失音，精神错乱。

白鲜皮 白术 芍药 桂心 川芎 当归 杏仁去皮尖 防风 甘草各半两 独活 麻黄去节 茯苓各七①钱半

上剉散，每服一钱，姜枣煎，温服。

追风毒剉散

治中风内外皆热。

大黄一分 槟榔 桑白皮 羌活二两 防风各半两 郁李仁一分，炒

上剉散，每服一钱，黑豆三十粒同煎，乳后服。

小续命汤

治中风不省人事，涎鸣反张，失音厥冷。

麻黄 人参 黄芩 川芎 芍药 甘草 杏仁 防己 肉桂各半两 防风七钱半 附子二钱半，炮

上除杏仁、附子在外，并为粗末，入杏、附夹和，每服一钱，姜三片，枣一枚煎服。有热去附子，桂减半。

星香散

治中风。

南星二钱，炮 木香 陈皮各一钱 全蝎二个，炙 甘草半钱

上剉散，每服一钱，姜三片煎。虚冷者加附子、川乌少许。

---

① 七：原作"上"，据嘉靖六卷本改。

百①部丸

百部②　麻黄去节　各半两　杏仁四十粒，去皮尖

上为末，炼蜜丸如芡实大，温水化下，常服③治壅嗽。若肺受风邪不散，喘息，煎陈皮桑白皮汤化下。

阿胶散

治小儿肺风喘促，涎潮窜视。

透明阿胶炒成珠

上用紫苏、乌梅肉、人参各少许同煎，温服。

防风通圣散

治小儿热甚，诸般风热，或斑疹未出不快者，更热极黑陷将欲死者，或风热疮疹④久不愈者，惊风发热并宜服之，或卒中久不语，或暴喑不语皆治。

防风　川芎　当归　薄荷　大黄　芍药　麻黄去节　连翘　芒硝各半两　石膏　黄芩　桔梗各一两　滑石六两　山栀　荆芥　白术各一钱　甘草二两

上剉散，每服二钱，生姜二片煎服。

牛黄丸

治惊风、中风、五痫天钓，客忤涎潮。

白花蛇肉酒浸⑤　白附子　全蝎　川乌生　天麻　薄荷各半两　雄黄半两，另研　辰砂三钱，另研　牛黄一钱，另研　麝香一钱，

---

① 百：原作"白"，据嘉靖六卷本改。
② 部：此后原衍"丸"字，据文义删。
③ 温水化下，常服：原作"常服，温水化下"，据文义乙转。
④ 疹：原脱，据嘉靖六卷本补。
⑤ 白花蛇肉酒浸：原作"白花蛇酒浸肉"，据文义乙转。

另研 脑子半钱，另研

上件一处和匀，麻黄去根二两，酒一升，煎麻黄至一盏许，去麻黄用酒熬药，所得丸如芡实大，每一丸，煎金银薄荷汤磨下，分作五服。大能发散惊邪。

省风汤

治惊风中风口噤，筋脉挛急，抽掣疼痛，风盛痰实，旋晕僵仆，头目眩，胸膈烦闷，恍惚不定，神志昏愦。

天南星生 防风各四钱 甘草 半夏米泔浸一宿 黄芩各二两

剉散，每服三钱，姜五片煎，温服。

化风①丹

方见

钩藤饮

方见天钓。

至宝丹

方见惊风。

人参羌活散

方见急惊。

夜啼客忤惊啼方论

夜啼者，脏冷也，阴盛于夜则冷动，冷动则为阴极发躁，寒盛作疼，所以夜啼而不歇也，钩藤散主之。或心热烦啼，必有脸红舌白，小便赤涩之证，钩藤散去当归、木香，加辰砂、

---

① 风：原脱，据嘉靖六卷本补。

木通煎汤调下。有触犯禁忌而夜啼者，当用醋炭熏①，服苏合香丸。

客忤者，小儿神气嫩弱，外邪客气，兽畜异物，暴触而忤之。其候惊啼，口出青黄白沫，谷鲜杂，面色变易，喘息腹痛，反侧瘛疭，似惊痫，但眼不上窜耳，脉来弦急而数。视其口中悬痈左右，若有小小肿核，即以竹针刺之，或以爪摘破之。治法辟邪正气，散惊定心为上，延久则难为力也。凡客忤中恶，急作醋炭，或降真香、皂角，并用熏之，服苏合香丸即自痊愈。惊啼拗哭，龙齿散主之，花火膏亦卒急可用也。夫心藏神，神安则五脏和，故小儿昼得精神安而夜得稳睡。若心气不和，邪气乘之，则精神不安，故暴惊而啼叫也。

又有躽②啼之证，小儿胞胎中，母养将失宜，伤于风冷，则邪气入于胞胎，既生之后，冷气停留，复因乳哺不节，邪气于正气相抟，故腹痛躽张，蹙气而啼也。牛黄丸主之，冷甚者，理中丸主之。

钩藤散

钩藤　茯神　茯苓　川芎　当归　木香各一钱　甘草半钱

上剉散，每服二钱，姜枣煎。或心热烦啼，脸红舌白，小便赤涩，去木香、当归，加辰砂末、木通，煎汤调下。

乳头散

治夜啼不止，腹中疼痛。

黄芪　当归　甘草　赤芍药　木香各等分

---

①　醋炭熏：把烧红的炭放进醋里，用产生的蒸气熏屋子，谓可以驱除邪祟。

②　躽（yǎn）：曲身向前。

上为末，每挑少许乳头上，令咂之。

花火膏

治夜啼，脏冷而痛也。

灯花三颗　硼砂　辰砂各少许

上为末，入熟蜜调成膏，涂乳上令儿咂。

蝉蜕散膏

蝉蜕二十七枚，去毒　辰砂少许

上为末，炼蜜丸，令儿咂之。

六神散

治腹痛啼哭，面青，口中冷气，四肢亦冷，曲腰而啼，或大便泄泻及不咂乳。

人参　山药　白术各半两　甘草二钱①，炙　茯苓　扁豆炒各一两

上为末，每服一钱，姜二片，枣一枚煎。

一方用当归、白芍药、人参各二钱半，甘草、桔梗、陈皮各一钱为散，每服二钱，水煎，时时服之。

雄麝散

治客忤腹痛危急。

雄黄一钱　明乳香半钱　麝香一字

上为末，每一字，刺鸡冠血调灌之。

黄土散

治小儿卒客忤。

---

① 钱：原脱，据《婴童百问》卷三《第三十问夜啼客忤惊啼》补。

灶中黄土　蚯蚓粪各等分

上研细，水调，涂小儿头上及五心上为良。

龙齿散

治拗哭，肚疼，惊热。

龙齿　蝉蜕　钩藤　羌活　茯苓　人参　天麻　防风　全蝎各等分

上为末，灯心煎汤调下，煎服亦可。

牛黄丸

方见诸痫。

理中丸

方见

卷之五

惊痫方论

发痫者，小儿之恶病也。幼小①血气不敛，气骨不聚，为风邪所伤，惊怪所触，乳哺失节，停滞结癖而得之。其候神气怫郁，瞪眼直视，面目牵引，口噤涎流，腹肚膨紧，手足抽掣，似生似死，或声或默，或背项反张，或腰脊强直，但四体柔软，发而时醒者为痫。

若一身强硬，终日不醒，则为痉矣。痫有五痫，病关五脏。面赤目瞪，吐舌齿，心下烦躁，曰心痫；面青唇青，其眼上窜，手足拳挛，抽掣反折，曰肝痫；面黑而晦，振目视人，其吐清沫，不动如尸者，曰肾痫；面如枯骨，目白反视，惊跳摇动，亦吐涎沫，曰肺痫；面色萎黄，眼睛直视，腹满自利，四肢不收，曰脾痫。此五脏之证然也。调理之法，惟以惊、风、食三种，阴阳二证，别而治之。风痫者，汗出解脱，风邪乘虚，其初屈指如计数，有热生痰是也。惊痫者，震骇怀怖，打坠积惊，其初惊叫大啼，恍惚失②魂是也。食痫者，食时得惊，停宿结滞，其初吐乳不哺，大便酸臭，或结成乳癖，先寒后热是也。别之以阴阳，则始身体有热，抽掣啼叫，是为阳痫。阳病脉浮，面色光泽，病在六③腑肌肤，此犹易愈。始者身体无热，手足

---

① 小：原脱，据《婴童百问》卷二《第十九问惊痫》补。
② 失：原作"神"，据《婴童百问》卷二《第十九问惊痫》改。
③ 六：原脱，据《婴童百问》卷二《第十九问惊痫》补。

青冷，不抽掣啼叫，是为阴痫。阴病脉沉，面色黯晦，病在五脏骨髓，此最难痊。或以仰卧属阳，覆卧属阴，亦可参验。

盖阳证不可温，阴证不可寒。风痫则先为之散风，惊痫则先为之利惊，食痫则先为之消积，续以定痫汤等剂调之。大抵血滞心窍，邪气在心，积惊成痫，通行心经，调平心血，顺气豁痰。盖小儿有热有痰，不欲乳哺，眠睡不安，常常惊悸，此皆发痫之渐，即以紫霜丸导之，时与之，减其盛气，则无惊风痫钓之患。其证方萌，耳后高骨间必有青纹，纷纷如线，见之急与抓破，须令血出啼叫，尤得气通。浣濯儿衣，不可露天，恐与纯雌落羽所污染，触其间，未有不为痫也。挟邪怪者，面色变易①不常，见人羞怕。诸②痫瘖不能言者，盖咽喉为气之道路，风伤其气，以掩其道路之门，抑亦血滞于心，心窍不通所致耳。南星和雄猪胆汁少许，名星苏散，啖之即效。若钱氏五痫丸并南星散，以菖蒲煎汤调下；甘遂猪心汤以和苏合香丸，皆治痫之要药也。许叔微治小儿癫痫欲发，眼暗瘛疭，声恶嚼舌，雌黄丸主之。治风痫宜服薄荷散，有热服细辛大黄汤、蛇黄丸、断痫丹、散风丹、保安丸、独活汤、牛黄丸。惊痫则用比金膏、虎睛丸、七宝镇心丸、清神汤、密陀僧饮。食痫则用妙圣丹、天麻丸、断痫丸、当归大黄汤、蝎虎散、代赭石散、日应丹、地龙散、全蝎五痫丸、星珠散，轻者化风丹，可选而用之。

南星散

又名星苏散。治痫后喑不能言，诸风口噤不语。

① 易：原作"亦"，据《婴童百问》卷二《第十九问惊痫》改。
② 诸：原作"者"，据《婴童百问》卷二《第十九问惊痫》改。

大南星一个，煨

上为末，每三①字，雄猪胆汁调下。

又方

以姜四片、紫苏五叶煎②，入③雄猪胆汁少许，温和服。凡不语者，大小便须要疏④导。治慢风不语只用南星，更以人参、石菖蒲为佐。

散风丹

治风痫先用此。

胆南星二钱　羌活　独活　防风　天麻　人参　荆芥　川芎
细辛各一钱

上为末，炼蜜丸如梧子大，每服二丸，紫苏汤磨下。

独活汤

治风痫，解表通里。

独活　麻黄去节　川芎各一钱　大黄煨　甘草各半钱
上剉散，每服三钱，姜二片煎服。

七宝镇心丸

治惊痫心热。

远志肉　雄黄　铁粉　琥珀各二钱　辰砂一钱　麝香半钱
金银箔二十片

上极细末，枣肉丸，每服一丸，麦门冬汤下。

---

① 三：原脱，据嘉靖六卷本补。
② 煎：原脱，据嘉靖六卷本补。
③ 入：原脱，据嘉靖六卷本补。
④ 疏：原脱，据嘉靖六卷本补。

当归大黄汤

治诸痫热壮，利下心中恶血。

大黄　甘草　当归　芍药各三钱　半夏炮　川芎各一钱半

上剉散，姜枣煎之。

全蝎五痫丸

治小儿五痫。

蜈蚣一条，去头足，炙　南星　麝香一字　全蝎　防风　远志肉姜汁炒　白附子　芦荟　延胡索　辰砂各一钱　金银箔各三片

一方加麝香少许。

上为末，糊丸梧子大，每服一丸，菖蒲紫苏汤下。

细辛大黄汤

治风痫、热痫。

细辛　大黄煨　防风各半两　甘草一钱半

上剉散，每服一钱，磨犀角，入少许服。一方加天麻、川芎。

断痫丹

治痫瘥后复作，证候多端，连绵不除。

黄芪蜜炙　钩藤　细辛　甘草各半两　蛇蜕三寸，酒涂炙　蝉蜕四个，洗　牛黄一字，另研

上为末，煮枣①肉为丸如麻子大，煎人参汤下，一岁十丸。

牛黄丸

治风痫迷闷，抽搐涎潮。

---

① 枣：原作"里"，据嘉靖六卷本改。

胆制　全蝎　蝉蜕各二钱半　防风　白附子生　天麻　僵蚕炒　各一钱半　麝香半钱

上为末，煮枣肉丸如绿豆大，荆芥生姜汤下。一方加水银半钱，入枣肉为①丸。

妙圣丹

食痫通用。

代赭石醋煅七次　雄黄　蝎梢　辰砂各一钱　轻粉　麝香各一字　杏仁二钱，去皮尖　巴豆三粒，去心膜油

上为末，煮枣肉丸梧子大，每一丸，杏仁煎汤下。

密陀僧饮

治惊痫入心不语，神效，诸惊失音，大人通用。

密陀僧

上为细末，每服一字，米醋汤下。大人用二钱，热酒下。

星朱丸

定痫利痰。

南星一两，纸包，煨　辰砂一钱

上为末，猪心血丸梧子大，每一丸，防风汤下。

代赭石散

阴阳痫通用。

代赭石醋煅②七次

上极细末，每服半钱，以金银汤和金箔调下，连进二服。良久，小儿脚胫上自有赤斑，即邪气发出，其病即瘥，若无赤

---

① 为：原作"内"，据文义改。
② 煅：原作"煨"，据文义改。

斑，则难治也。

五痫丸

治食痫。

朱砂半两　水银一分　铅三两，熔开，次入水银结砂　雄黄一两
珍珠一钱，研细

上为末，炼蜜丸麻子大，每二丸，金银煎汤下。

雌黄丸

治癫痫搐搦，恶声嚼①舌。

雌黄　黄丹炒　各半两　麝香

上为末，用牛乳汁三合熬成膏，入药末，杵三百下，丸如
麻子大，每服二丸，温汤下。

杨氏蛇黄丸

治诸痫。

蛇黄一个，醋煅七八次　青礞石一钱　郁金　雄黄各三钱　朱砂
一②钱　铁粉筛净，二钱，研细

上为末，揉饭为丸如梧子大，每服一丸，人参汤下。

钱氏蛇黄丸

治惊痫。

蛇黄三个，醋煅，碎　郁金三分，另研　麝香一钱，另研

上为末，揉饭为丸如梧子大，每服二三丸，煎金银汤磨刀
水③化下。

---

① 嚼：原作"爵"，据嘉靖六卷本改。
② 一：原脱，据嘉靖六卷本补。
③ 磨刀水：气味咸寒，无毒。利小便，消热肿。

养生必用蛇黄丸

蛇黄煅，碎，二钱　青礞石二钱　辰砂　雄黄各二钱　铁粉四钱，研极细

上为末，化蒸饼丸，用金银汤，五岁以上吞下，幼者化下，如麻子大。

保安丸

治诸痫，久远亦验。

川乌生，去皮，二钱半　五灵脂半两

上为末，猪心血丸，如梧子大，每一丸，姜汤化下。

比金膏

治惊痫，先用此。

人参　琥珀　茯苓　远志肉姜制，焙　朱砂　天麻　石菖蒲细节者　川芎　南星姜汁浸　各二钱　麝香一字　青黛一钱

上为末，炼蜜丸梧子大，每服一丸，金银汤化下。

虎睛丸

治惊痫，邪气入心。

虎睛　远志肉姜制，焙　犀角　大黄煨　石菖蒲　麦门冬各一分　蜣螂三枚，去足翅，炙

上为末，粟米糊丸梧子大，每服一丸，竹叶煎汤调下，或金银煎汤化下。

清神汤

治惊痫。

犀角　远志肉姜制　白鲜皮　石菖蒲各一分　人参　甘草各一钱半　茯神半两　半夏一分，炮　大黄一钱半

上剉散，每服三字，麦门冬去心煎汤下。

断痫丸

治诸痫痰盛。

皂角盈尺者三挺，去皮，槌碎，水三升浸取汁，滤过，银器内熬成膏　白矾一两半，焙　南星一两，炮　蝎梢炙　僵蚕炒　雄黄另研　白附子各半两　麝香一钱，另研　乌蛇酒浸，炙，肉，一分　赤蜈蚣一条，酒浸，炙，去头足　朱砂另研

上为末，用水煮半夏糊和皂角膏为丸，如梧子大，每一丸，姜汤化下。

蝎虎散

治惊痫屡效。

生蝎一个，连血细研

上入朱砂末，并麝香少许同研，薄荷汤调作一服，数年癫痫亦效。盖痫疾皆心血虚滞，生蝎可以官守其血，继是即以二陈汤服。若无生蝎，当取带性雄①猪血代用，入于代赭石散中亦效。

日应丹

治癫痫连年不瘥。

黑锡　硫黄　水银　铁粉各半两　金银箔各三十片

上水银、铁粉、金银箔夹和一处，先将黑锡于铫内熔开，次入硫黄不住手，就铫内研搅，候硫黄烟气欲息，次入余药，就火上同搅，少顷时倾出在地一宿，出火毒，再研细，粳米饭丸麻子大，朱砂为衣，每服三丸，食后人参汤下。

---

① 雄：原作"椎"，据嘉靖六卷本改。

雄朱丸

治癫痫狂言妄语，叫呼奔走，及惊失心，忧虑过度，积成痰涎在心包，塞心孔。

雄黄　朱砂各一分　附子

上为末，猪心血丸如梧子，朱砂为衣，每一丸，人参煎汤下。一方加麝香尤妙。

地龙散

治诸痫发歇无时。

地龙半两，焙　虎睛一双，炙　人参一分　金银箔二十片　天竺黄　朱砂　代赭石醋煅，碎　铁粉各一分　雄黄钱半　轻粉半钱

上为末，每服半钱，紫苏汤下。

镇惊丸

治一切惊痫。

紫石英醋煅　铁粉　远志肉姜制　轻粉三字　茯神　人参琥珀　滑石　南星　蛇黄煅　各一分　龙齿　熊胆各①半分

上为细末，炼蜜丸，朱砂为衣，梧子大，每服一丸，金银汤下。

至宝丹

方见惊风。

化风丹

开牙散

---

① 各：原脱，据《幼科证治准绳》集之二《肝脏部·痫》补。

诸疳方论

儿童二十岁以下，其病为疳，二十岁以上，其病为劳，皆气血虚惫①，肠胃受伤致之，同出而异名也。

夫小儿脏腑娇嫩，饱则易伤，乳哺饮食，一或失常，不为疳者鲜矣。疳皆乳食不调，甘肥无节而作也。或婴幼缺乳，粥饭太早，耗伤形气，则疳之根生。或三两②晬后，乳食稍多，过饱无度，则疳以伤得。或恣食甘肥黏腻，生冷咸酸，以滞中脘，则疳因积成。或乳母寒暄失理，饮食乖常，喜怒房劳，即与儿乳，则疳因母患传气而入，此非病家不能调之过乎！

疳皆脾胃受病，内无津液而作也，有因大病或吐泻后，妄施吐下，津液枯得之者。有因潮热大汗，下利无禁约，胃中焦燥得之者。有因伤寒里证，冷③快太过，渴饮水浆，变而生热，热气未散，复干他邪得之者。又有病癖寒邪热，胁下痛硬，或者不能渐消磨，遽以硇巴峻决，津液暴伤得之者，此非医家轻药坏病之过乎！

疳之为候，头皮光急，毛发焦稀，腮缩鼻干，口馋唇白，两眼昏烂，揉鼻挦眉，脊耸体黄，斗牙咬甲，焦干自汗口渴，尿白泻酸，肚胀肠④鸣，癖结潮热，酷嗜瓜果咸酸、炭米泥土而欲饮水者，皆其候也。

夫疳曰五疳，病关乎五脏，以脏别之。心疳即惊疳也，其证身体壮热，脸赤唇红，口舌生疮，胸膈烦闷，小便赤涩，五

---

① 惫：原作"备"，据《仁斋直指小儿方论》卷三《疳》改。
② 两：此后原衍"日"字，据《仁斋直指小儿方论》卷三《疳》删。
③ 冷：原作"令"，据《幼科证治准绳》集之八《脾脏部·疳》改。
④ 肠：原脱，据《婴童百问》卷八《第七十九问疳证》补。

心烦热，盗汗发渴，啮齿虚惊是尔。肝①疳即风疳也，其证摇头侧目，白膜遮睛，眼青多泪，头焦发立，筋青脑热，躁渴多汗，下痢疮癣②是尔。肾疳即急疳也，其证脑热肌削，手足如冰③，寒热时来，滑泄肚痛，齿断生疮，口臭干渴，爪黑面黧，身多疮疥是尔。肺疳即气疳也，其证咳嗽喘逆，热壮恶寒，皮肤粟生，鼻痒流涕，咽喉不利，颐烂唾红，气胀毛焦，泄利频并是尔。脾疳即食疳也，其证面黄身黄，肚大脚细，吐逆中满，乏力哭啼，水谷不消，泄下酸臭，合面困睡，减食吃泥是尔。五脏疳伤大抵然也。

折而论之，又有五疳出虫者，然疳伤之源虽起于乳哺不调，而脏腑停积已久，莫不化为虫。其虫或如丝发，或如马尾，多出于头项胸腹背之间，黄白赤者可治，青黑者难疗也。蛔疳者，皱眉多啼，呕吐清沫，腹中作痛，肚胀青筋，唇口紫黑，摇④头齿痒是也。脊疳者，虫食脊膂，身热瘦黄，烦温下痢，拍背如鼓鸣，脊骨如锯齿，十指皆疮，频啮爪甲是也。脑疳者，胎中素挟风热，生下乳哺失常，头皮光急，满头饼疮，脑热如火，发结如穗，遍身多汗，腮肿脑高是也。干疳者，瘦悴少血，舌干，其病在心；目不转睛，干啼少泪，其病在肝；身热尿干，手足青冷，其病在肺；搭口痴眠，胸脘干渴，其病在脾是也。疳渴者，脏中风，有疳气，加之乳母恣食五辛、酒面、炙煿之物，使儿心肺壅热，日则烦渴引水，乳食不进，夜则渴止是也。疳泻者，毛焦唇白，额上青纹，肚胀肠鸣，泄下糟粕是也。疳

---

① 肝：原作"用"，据嘉靖六卷本改。
② 癣：原作"鲜"，据《婴童百问》卷八《第七十九问疳证》改。
③ 冰：原作"米"，据《婴童百问》卷八《第七十九问疳证》改。
④ 摇：原作"肠"，据《婴童百问》卷八《第八十问疳伤》改。

痢者，挟受风寒暑湿，或冷热不调，或停积宿滞，水谷不聚，频下恶物是也。疳肿胀者，虚中有积，其毒与气交并，故令腹肚紧胀，头面四肢浮虚是也。疳劳者，潮热往来，五心烦热，盗汗喘嗽，骨蒸枯悴是也。或渴而复泻，饮水恶食，肚硬如石，面色如银，断不可治。无辜疳者，脑后项边有核如弹，按之转动，软而不疼，其间有虫如米粉，不速破之，则虫随热气流散，淫蚀脏腑以致肢①体痈疮，便利②脓血，壮热羸瘦，头露骨高是也。可用针速破，膏药贴之。盖浣濯儿衣，露于檐下，为雌③鸟落羽所污，儿着此衣，虫入皮毛，亦致无辜之疾。凡儿衣宜微火烘之。丁奚者，手足极细，项小骨高，尻削体痿，腹大脐突，号哭胸陷，或生谷癥是也。哺露者，虚热往来，头骨分开，翻食吐虫，烦渴呕哕是也。丁奚哺露，皆因脾胃久虚，不能化水谷，以致精神减损，无以荣其气，故肌肉销铄，肾气不足，复为风冷所伤，使骨枯露。亦有胎中受毒，脏腑血少致之。此皆无辜疳伤种类之疾而至此，不几殆哉。宜服肥儿丸、大芦荟丸、至圣丸、茯苓丸、香蔻丸、消食丸等药，辨冷热以治之。又有疳伤久则利，肠胃受湿得之，状如狐惑④伤寒齿虫之证⑤。盖齿属肾，肾虚才受邪热，疳气直奔上焦，故以走马为喻。初作口气，名曰臭息；次牙⑥齿黑，盛则断烂，热血并出，曰宣露；甚者齿皆脱落。治之之法，用铜绿、生蜘蛛细研，入麝少许，夹和擦齿。如无蜘蛛，用谷亦可。诸疳之证，宜用下虫丸、

---

① 肢：原作"脉"，据《幼科证治准绳》集之八《脾脏部·疳》改。
② 便利：原脱，据嘉靖六卷本补。
③ 雌：原作"睢"，据本书卷五《惊痫》篇改。
④ 惑：原作"感"，据《幼科证治准绳》集之八《脾脏部·疳》改。
⑤ 证：此后原衍"名"字，据文义删。
⑥ 牙：《婴童百问》卷八《第八十问疳伤》作"第"，义胜。

十全丹、蚵蚍丸、君朴丸、灵脂丸，疗治则当对证施治焉。

黄连肥儿丸

治一切疳，及疳眼赤肿，昏暗雀盲，或经月合眼，宜服之。

黄连一两　芜荑炒　麦糵炒　神曲炒　各半两　青皮炒　使君子去壳　各二钱半

上为末，用獖猪胆汁丸麻子大，每七丸，米汤下。

大芦荟丸

治疳杀虫，和胃止泻。

胡黄连　黄连　白芜荑　芦荟　木香　青皮　雷丸白者佳，赤者杀人　鹤虱炒　各半两　麝香二钱，另研

上为末，粟米饭丸绿豆大，米饭下一二十丸。

生熟地黄丸

治肝疳，白膜遮睛，合面而卧，肉色青黄，发立筋青，脑热羸瘦。

生地黄　熟地黄各半两　川芎　赤茯苓　黄连　杏仁　半夏　天麻　甘草　当归　枳壳炒　地骨皮各二钱半

上剉散，每服二钱，姜三片，黑豆十五粒，水煎，临卧温服。

清肺汤

治肺疳咳嗽，气逆多啼，壮热恶寒。

桑白皮半两，炙　紫苏　前胡去芦　黄芩　当归　麦门冬去心　连翘　防风去芦　赤茯苓去皮　桔梗去芦　生地黄　甘草各一分

上剉散，每服二钱，水煎服。

至圣丸

治冷疳疳泻。

丁香　丁皮各一钱　木香　厚朴制　使君子取肉　陈皮　肉豆蔻煨　各二钱

上为末，神曲糊丸麻子大，每十丸，米汤吞下。

地黄丸

治肾疳极瘦，身疮疥，寒热作时，头热脚冷。

熟地黄八钱　山药　山茱萸　泽泻　牡丹皮　茯苓各三钱

一方去山茱萸、泽泻、茯苓，加使君子、川楝子。

上为末，炼蜜丸梧子大，每服三丸，温汤化下。

铜青散

治走马疳，口内生疮，牙龈溃烂，齿黑欲脱或出血。

白芷半两　牙硝一钱　铜青一分　麝香一字

上为末，干敷口角及擦牙齿上甚妙。

香蔻丸

治疳泻。

黄连三钱　肉豆蔻煨　木香　诃肉煨　砂仁　茯苓各一钱

上为末，揉①饭丸麻子大，每十五丸，米饮下。

加味肥儿丸

治诸疳身黄，肚急痞块，泄泻，瘦弱。

胡黄连一两　使君子去壳，浸，去皮　三棱煨　木香　莪术煨香附子　青皮炒　陈皮　麦蘖炒　神曲炒　各一两　槟榔　川黄

---

① 揉：原作"操"，据嘉靖六卷本改。

连　芦荟各半两

上为末，以神曲、麦蘗糊丸如绿豆大，空心米饮下三四十丸。如小儿无热，去胡黄连，泄泻加人参、肉豆蔻、茯苓。

使君子膏

治诸疳，调理脾胃，杀虫解热。

使君子肉一两，浸，去皮　陈皮　厚朴姜制　各五钱半

上为末，炼蜜丸如皂子大，三岁一丸，二岁以下服半丸，米汤化下。忌油腻甜物。

肥儿丸

治诸疳。多因缺乳，吃食太早，或因病久，脏腑胃虚。虫动者渐羸瘦，肚大筋青，不能行立，发竖发热，无颜色。

黄连　神曲炒　各一两　麦蘗半两，炒　木香二钱半　槟榔二个　肉豆蔻炮　使君子酒浸，去皮　各半两

上为末，面糊丸麻子大，每服二十丸，米饮下，量岁数加减。

又方

治证前同。

黄连　陈皮　神曲炒　麦蘗炒　各一两　白芜荑半两　川楝子一两，去核

上为末，面糊丸麻子大。

益黄散

方见吐泻。

黄连丸

治疳渴，干疳，疳劳。

黄连半两，猪腰汁浸　干葛　乌梅肉　杏仁　莲肉各二钱

上为末，用黄牛胆汁丸麻子大，每服十五丸，乌梅汤下。

胡黄连丸

治疳有热证者。

胡黄连　黄连各半两　辰砂一分，另研　芦荟　麝香各一分

上二味为末，入辰砂末，却填入猪胆内，用淡浆煮，以枝子于铫上用绵钓之，勿着底，候一炊久，取出，研入芦荟、麝香末，揉饭为丸如麻子大，每服五七丸。

又方

治小儿疳疾，一切虚痢，他药无功，此极效。

胡黄连　芦荟　黄连　肉豆蔻　桂心　人参　辰砂　麝香一字　使君子　木香　钩藤　龙齿　茯苓各等分

上为末，用獖猪胆①两枚，取汁和药令匀，却入胆袋内盛之，以绳扎定，汤煮半日，取出，切破，更入莨菪子（二钱、微炒）、黄丹（一钱）二味，研末，入前药和匀，捣五百杵，丸绿豆大，米饮吞下五七丸。不吃米饮，乳头令吻。治一十二种疳痢，及无辜疳亦效。

蚵蚾丸

治无辜疳诸疳，一服虚热退，二服渴止，三服泻痢住。

蟾蜍一枚，夏月沟渠中取腹大者，不跳不鸣，其身多癞

上取粪虫一杓置桶中，以尿浸之，桶上要干，不与虫走，却将蟾蜍杀之，顿在虫中，任与虫食一日一夜。次以新布袋包系定，置水急处浸一宿，取出，瓦上焙，为末，入麝香一字，

卷之五

八一

① 胆：此后原衍"汁"字，据文义删。

揉饭为丸麻子大，每服二三十丸，米饮下。此丸累修合，活人多矣，无不效验。

妙应丸

治疳虫，积气脏腑等疾。

槟榔　大腹子各五钱　黑豆　白豆各一两　黄连五钱　木香　白芜荑　使君子各二钱半

上为末，皂角汤丸如绿豆大。

木香丸

治疳痢，冷热不调，五色杂下，里急后重。

黄连三钱　木香　厚朴制　砂仁　夜明砂各三钱　诃肉一钱，煨

上为末，粳米饭为丸麻子大，每服十五丸，艾叶生姜汤下。

黄芪汤

治疳劳，喘嗽不定，虚汗骨蒸，渴而复泻，乳食迟进。

黄芪蜜炙　当归　川芎　芍药　生地黄　蛤蟆去足，炙　鳖甲醋炙　各三钱　人参　白茯苓　陈皮去白　半夏炮　柴胡去芦　使君子　甘草各二钱

上剉散，每服二钱，姜二片、枣一枚煎，食前服。

五疹丸

治疳伤肚大。

青皮炒　干姜烧存性　五灵脂　莪术①煨　各一②两

上为末，每一两用巴豆霜一钱拌和，揉饭丸麻子大，每三

---

① 术：原作"米"，据嘉靖六卷本改。
② 一：原脱，据嘉靖六卷本补。

五丸米汤下。

十全丹

治丁奚哺露。

青皮　陈皮　莪术煨　川芎　五灵脂　白豆蔻　槟榔　芦荟各半两　木香　使君子　蛤蟆各一钱

上为末，猪胆汁浸糕糊丸麻子大，每服二十丸，米饮下。有热，薄荷汤下。

汤氏十全丹

治丁奚哺露。夫哺露者，因乳哺不调，伤于脾胃，致令脾虚弱，渐不能食，血气减损，肌肉不荣而骨赢露，其脏腑之气不宣，则汲汲苦热，谓之哺露。

槟榔　枳壳炒　青皮炒　陈皮　三棱煨　蓬术煨　砂仁各半两　丁香一分　香附子一两，炒　木香一分

上为末，神曲丸粟米大，空心米饮吞下。

吴希亮疳方

三棱半两，煨　蓬术半两，煨　青皮二钱　陈皮三钱　胡黄连三钱　甘草二钱　乌梅肉二钱　芜荑三钱　玄胡索三钱，炒　百草霜三钱　神曲十两，炒　麦蘗半两，炒　雷丸三钱　巴豆五十粒

上为末，先丸一两，入巴豆五十粒，如麻子大，米汤下。可加川楝子、使君子。

脾积丸

山楂子青者多用　香附子　乌药　紫金皮　砂仁　甘草各等分

上为末，楂子生用，捣碎晒末，米糊丸梧桐子大，米饮下三五十丸。

嚏疳散

治疳。

芦荟　黄连各一①钱　瓜蒂　猪牙皂　蛤蟆各半两　麝香少许

上为末，吹入鼻内，嚏则可治。

脂连丸

治五疳潮热，肚胀发直。

胡黄连半两　五灵脂一两

上为末，用猪胆汁丸如麻子大，每服十五丸，米饮下。五疳潮热慎勿用大黄、黄芩。

五疳良方

治疳。

黄连　芜荑　神曲炒　麦蘖炒　陈皮　木香　蛤蟆烧存性各一两　使君子　肉豆蔻一个　槟榔二个　麝香一字，另研

上为末，以猪胆二个取汁，入好酒打清②，面糊丸芥子大，每服十五丸，米汤下。

茯苓丸

治心疳、惊疳。

茯神　芦荟　琥珀　黄连　赤茯苓各三钱　钩藤皮　远志肉③姜制，焙　蛤蟆灰各二钱　麝香少许　石菖蒲一钱

上为末，粟米糊丸麻子大，每服十丸，薄荷汤下。

神效换肌丸

治脾疳肌瘦，潮热盗汗，饮食易伤，脏腑糟粕饮食不化，

---

① 一：原脱，据嘉靖六卷本补。

② 清：原脱，据《婴童百问》卷八《第七十九问疳证》补。

③ 肉：原作"内"，据嘉靖六卷本改。

头大腹急。

黄连炒，去毛　鳖甲醋炙　肉豆蔻煨　诃肉煨，二钱半　麦蘖炒　各半两　麝香半字　使君子半两，煨，取肉　神曲炒

上为末，面糊丸麻子大，米汤下，量岁加减服。

天麻丸

治肝疳、风疳、疳眼。

青黛　黄连　天麻　五灵脂　夜明砂炒　川芎　芦荟各二钱　龙胆草　防风　蝉蜕去足嘴　各一钱半　全蝎二枚，炙　麝香少许　干蟾①头二钱，炙焦

上为末，猪胆汁浸糕，丸如麻子大，每十丸，薄荷汤下。

地黄清肺饮

治肺热疳，蟹蚀为穿孔臭，或生息肉，或鼻生疮。

桑白皮半两，炙　紫苏　前胡　防风　赤茯苓　黄芩　当归　天门冬去心　连翘　桔梗　生地黄　甘草各二钱

上剉散，每服二钱，食后服。次用化蟹丸。

化蟹丸

芜荑　芦荟　青黛　蛤蟆灰　川芎　白芷　胡黄连各等分

上为末，猪胆汁浸糕糊丸麻子大，每服二十丸，食后临卧，以杏仁煎汤吞下。其鼻常用熊胆泡汤，小笔蘸洗，俟前药各进数服，却用青黛、当归、赤小豆、瓜蒂、地榆、黄连、芦荟各等分，雄黄少许，细末，入鼻敛疮。

灵脂丸

治脾疳食疳。

---

① 蟾：原作"胆"，据《婴童百问》卷八《第七十九问疳症》改。

白豆蔻　麦蘖炒　五灵脂　砂仁　蓬术煨　青皮　陈皮　使君子各二钱　蛤蟆炙焦，三钱

上为末，米糊丸麻子大，米汤下。

下虫丸

治疳蛔诸虫。

木香　桃仁去皮，火　芜荑炒　槟榔各二钱　鹤虱炒，一钱　轻粉半两　干蛤蟆炙焦，三钱　使君子五十枚，煨，取肉　白苦楝根皮酒浸，焙　绿色贯众各二钱

上为末，面糊丸麻子大，每服二十丸，空心清肉汁下。内加当归、黄连各二钱半，治脊疳疳劳。

龙胆丸

治脑疳脑热，饼疮。

龙胆草　升麻　苦楝根皮　防风　赤茯苓　芦荟　油发灰各二钱　青黛　黄连各三钱

上为末，猪胆汁浸糕，丸麻子大，每二十丸，薄荷汤下，食后服，仍以芦荟末吹入鼻。

君朴丸

治诸疳，小便白浊，久则黄瘦，不长肌肉。

使君子煨　厚朴制　黄连各一两　木香二钱，同炒

上为末，面糊丸如赤小豆大，三岁服三十丸，米汤吞下，三五服效。

鳖血煎

治疳劳。

芜荑　柴胡　川芎各一两　人参半两　使君子二十一枚　胡黄连　川黄连各二钱

上用鳖血一盏，吴茱萸一两拌和。二黄连淹一宿，次早炒干。去茱萸①、鳖血，只用二连②和余药作末，粟糊丸麻子大，每服二十丸，食前白汤下。

鳖甲丸

治无辜疳，腹中毒起，四肢瘦弱。

鳖甲醋炙黄　黄连　枳壳　夜明砂炒　各半两　诃肉二枚，一生　麝香半分　蝎虎一枚，炙

上为末，炼蜜丸绿豆大，每服五丸，米汤下，日三服。

蒸鸡丸

治疳劳骨蒸，潮热盗汗，瘦弱，腹急面黄，食不生肌肉，日哭夜啼，多渴少食。

黄连一两　柴胡一两　芜荑　鹤虱各半两　秦艽　知母　丹参　使君子各一两

上为末，以黄雄③鸡一只重一斤者笼之，用大麻子饲之，五七日去毛令净，于背④上开一孔，去肠肚，净拭干，入前药于鸡腹内，以线缝之。取小甀，先以黑豆铺甀底，厚三寸，安鸡在甀中，傍以黑豆围裹，上以黑豆盖之，自朝蒸至晚。候温冷，取鸡肉研和得所，如硬入酒面糊丸前药末如赤豆大。二岁二十丸，米汤吞下，十五岁温酒下。忌食猪肉、黄雌鸡肉。

加味经验黄鸡煎丸

柴胡　知母　秦艽洗净　川楝肉炒　各一两　黄连一两　胡黄

---

① 萸：原作"更"，据文义改。
② 连：此后原衍"末"字，据文义删。
③ 雄：原作"椎"，据嘉靖六卷本改。
④ 背：原作"臂"，据《婴童百问》卷八《第八十问疳伤》改。

连　芦荟　鹤虱　芜荑　槟榔　丹参　川芎　神曲　麦蘖　青
皮　五灵脂各半两　使君子一两半　水银一钱　麻子五两　黑豆
五升

上依前方修合。

梅肉丸

治诸疳烦渴，饮水不休。

定粉①　龙胆草　乌梅肉　黄连炒　各等分

上为末，炼蜜丸黍米大，每服二十丸，温水吞下。

五疳保童丸

治小儿五疳，一切疳证无不治疗。

黄连　白鳝头炙令焦黄，无即炒白芜荑充②代　龙胆草去芦　雄
黄研，飞　青皮　五倍子　夜明砂　蟾头一枚，炙令黄色　苦楝根
天浆子炒　胡黄连　麝香另研　青黛研　熊胆研　芦荟研　各一分
一方有蜗牛微炒，一分

上为细末，都研令匀，用糯米饭和丸如麻子大，每服一岁
儿三丸，不计时候，温米饮下，日进三服尤妙。

五疳消食丸

治五疳八痢，杀腹脏虫，疗疳劳及走马，牙齿唇烂，肚大
青筋。此药大能进食，悦颜色，长肌肤。

麦蘖炒　使君子去皮，炒　黄连去毛，炒　橘红　芜荑　龙胆
草各等分

上为末，粟米糊丸如粟米大，每服二三十丸，空心米饮下，

---

① 定粉：粉锡别名。
② 充：原作"克"，据文义改。

不拘时，量岁数加减。

六神丹

治小儿疳气羸瘦，脏腑怯弱，泄利虚滑，乳食减少，引饮无度，心腹胀满。

丁香　木香　肉豆蔻各半两，前三味面裹，同入慢灰火煨令面熟，取出放冷　诃子煨，去核①　使君子肉各半②两　芦荟一两，细研入药

上为细末，以枣肉和丸如麻子大，每服五丸至七丸，米饮下，乳食前服。

芦荟丸

治疳气羸瘦，面色萎黄，腹胁胀满，头发作穗，好吃泥土，利色无定，寒热往来，目涩口臭，齿龈烂黑。常服长肌，退黄，杀疳虫，进乳食。

大皂角　青黛一分　芦荟研　朱砂另研　麝香研　各一钱　干蛤蟆同皂角各等分，烧存性，为末，一两，入前项药味

上为末，浸蒸饼丸如麻子，每三岁儿二十丸，米饮下。

---

① 核：原脱，据文义补。
② 半：原脱，据《太平惠民和剂局方》卷十《治小儿诸疾》补。

卷之六

伤寒方论

或问：小儿伤寒可得闻乎？曰：小儿伤寒得之与大人无异，所异治者，兼惊而已。又有人夹食而得，治法与大人则同，但分剂小、用药少冷耳，请发明药证而调析之。恶风恶寒者，必偎①人藏身，引衣密②隐，是为表证，可微取其汗也。恶热内实者，必出头③露面，扬手掷足，烦渴燥粪，掀衣气粗，是为里证，可略与疏利也。至若头额冷，足凉，口中冷气，面色黯淡，大便泻青，此则阴病里虚，当以救其里也，则用温药以治之。

举是三者，汗下温之法可以类推矣。发汗，用桂枝麻黄各半汤加黄芩；解肌，用芎芷香苏散加干葛；通利，四顺清凉饮；微利，人参败毒散；温里，理中汤；厥冷，甘草干姜汤；寻常感冒，惺惺散、参苏饮；伤风发热，人参羌活散；热者，升麻葛根汤；潮热者，小柴胡汤加大黄；小便不通者，导赤散、五苓散；夹食，紫霜丸；夹惊赤，当发散退热，莫令发渴，如渴，便欲饮水，不渴，截风化痰，则用抱龙丸、羌活散辈。然亦视其小便，或赤或白，可以知里热之有无；或青或浊，可以知里热之轻重。幼而婴孤，则以辨虎口指纹之色红验之；长而童孺，则以一指按其三关，据左手人迎之紧盛者断之。所谓七十二证

---

① 偎：原作"隈"，据文义改。
② 密：原作"蜜"，据文义改。
③ 头：原作"显"，据嘉靖六卷本改。

某方某证，皆无越张、朱格例，特不过小小分剂，而中病则止也。不然《幼幼新书》骈集小儿伤寒，虽略举《巢源》，一二而已哉。

升麻汤

治小儿时行瘟疫，头痛发热，肢疼，及疮疹已发未发，疑二之间。伤寒中风，所痛憎寒壮热，肢疼，发热恶寒，鼻干不得睡。兼治寒暄失时，人多疫疠，乍暖脱著，及暑热之次忽变，身体疼痛。头重如石加柴胡，无汗加麻黄。

升麻　干葛　芍药各三钱　甘草一钱半

上剉散，每服三钱，服药身凉即止。加紫苏、陈皮、香附子，名升苏散。有热加黄芩，咽喉痛加桔梗，发斑丹毒加玄参，亦效。

解肌汤

治伤寒温病，头痛项强，发热恶寒，肢体拘急，骨节烦疼，腰脊强痛，胸膈烦闷，无汗恶风壮热。

干葛一两　麻黄去节　芍药　甘草各半两　桂枝二钱半

上剉散，每服三钱，枣子一枚，水一盏煎，热服，取汗为度。夏月加石膏。一方加升麻。

香苏散

治四时伤寒头痛，发热恶寒。

香附子　紫苏各四钱　陈皮二钱　甘草一钱

上剉散，每服三钱，葱根三个，姜三片，水一盏煎，热服。头疼加川芎、白芷；夏月伤暑，感冒发热，加香薷散，名二香散；如有食，加草果、砂仁、麦蘖；如呕吐泄泻，加茯苓、半夏。

十神汤

治时令不正，瘟疫妄行，感冒发热，或欲出疹。此药不问阴阳两感，风寒湿痹①，皆可服之。

川芎　甘草　麻黄去节　升麻各四钱　干葛七钱　赤芍药
白芷　陈皮　紫苏　香附子各四钱

上剉散，每服三钱，生姜五片。头疼发热，葱白五个煎，热服，取汗为度。

麻黄汤

伤寒头疼，发热身痛，恶风无汗，喘满。又治太阳病，脉芤紧，无汗，八九日不解，表证仍在。此当发其汗，服药已略除，其人必目瞑，剧者必衄。

麻黄去节，一两　甘草四钱　桂枝七钱　杏仁二十五枚，去皮尖

上剉散，每服三钱，水煎服，取微汗。夏至后须加知母、石膏、黄芩。盖麻黄汤性热，夏月温之，必有发黄斑出之失。凡伤寒热病，药性须凉，不可太温，唯春冬病用正方。

桂枝麻黄各半汤

治太阳病八九日，如疟状，发热恶寒，热多寒少，其人不自呕，清便欲自可②，一日三度发。脉微缓者，欲愈也；脉微而恶寒者，此阴阳不和，更发汗吐下也；面色反有热者，未欲解也，以其不能得少许汗出，身必凉。

桂枝一两　芍药　生姜　甘草　麻黄各半两，去节　杏仁十二枚，去皮尖　大枣二枚

---

① 湿痹：原作"温脾"，据《太平惠民和剂局方》卷二《治伤寒》改。
② 可：原作"行"，据《伤寒论·辨太阳病脉证篇》改。

上剉散，每服三钱，水一盏，煎八分服。

参苏饮

治感冒发热头疼，伤风咳嗽①，伤寒呕吐，胸膈不快，痰饮凝。

紫苏　前胡去芦　陈皮　半夏炮七次　干葛　茯苓　枳壳炒　桔梗各三钱　甘草一钱半，炙　人参三钱

上剉散，姜枣煎。本方有木香，随意加减，《易简方》无木香。

桂枝汤

治太阳中风，阳浮而阴弱。阳浮者热自发，阴弱者汗自出，啬啬恶寒，翕翕发热，鼻鸣干呕者。

桂枝　芍药各七钱　甘草半两　生姜七钱　大枣三个

上剉散，每服三钱，服后须臾，啜②热粥一盏以助药力，温覆身一时许，通身漐漐微似有汗者佳。

加减桂枝汤

四时行之，无不应验。江淮间唯冬及春可行，自春末及夏至以前，桂枝证加黄芩一分，谓之阳旦汤。夏至后有桂枝证，加知母二钱半，石膏半两，升麻一分。若病人素虚寒者，依古方不在加减也。戒曰：桂枝最难用，虽云表不解可发汗，宜桂枝汤，须是病人常自汗出，小便不数，手足温和，或手足稍作微冷，须臾却温，虽似烦而又憎寒，始可行之。若病人身无汗，小便数，或手足冷，不恶寒，或饮酒家不喜甘者，不可服桂

① 嗽：此后原衍"食"字，据《保婴撮要》卷六《咳嗽》篇删。
② 啜：(chuò)：喝。

枝也。

人参败毒散

治伤寒时气，头疼项强，壮热恶寒，身体烦疼，及寒壅咳嗽，鼻塞声重，风痰头寒，热疮毒，并宜治之。

柴胡去芦　甘草　桔梗　人参去芦　川芎　茯苓去皮　枳壳炒　前胡去芦　羌活　独活各等分

上剉散，每服三钱，生姜、薄荷煎。

桂枝加芍药汤

治太阳病反下之，因腹痛，复有里证宜服。

桂枝七钱　芍药一两半　生姜七钱　大枣三个　甘草半两

上剉散，每服三钱，水煎服。属太阴证，加大黄半两。

小柴胡汤

伤寒温热病，身热恶风，颈项强急，胸满胁痛，呕哕烦渴，寒热往来，身面皆黄，小便不利，大便秘硬，或遇经未解，或潮热不除。

半夏三钱，炮　柴胡一两　人参四钱　甘草四钱　黄芩四钱

上剉散，每服三钱，生姜三片，枣一枚同煎。一方加干葛、枳壳、桔梗，治胸胁痛。

五物人参汤

治天行壮热，咳嗽，心腹满。

人参　甘草各半两　麦门冬一两，去心　生地黄半两

上剉散，每服二钱，水煎服。

葱白汤

治头疼不止，身疼发热，渴，小便赤黄，脉浮数，无汗。

干葛　芍药　知母各半两　川芎一两

上剉散，每服二钱，生姜二片，葱白四枚煎，热服，出汗，如有汗，温服。加甘草，治小儿夹惊伤风，呕者加半夏。

五苓散

治伤寒温热病，表里未解，头痛发热，口燥咽干，烦渴饮水，上入即吐，或小便不利，及汗出表解，烦渴不止。又治霍乱吐泻，燥渴饮水。

泽泻二两半，去毛　猪苓　茯苓去皮　白术各一两半　肉桂一两，去粗皮

上为末，每服二钱，沸汤调下。黄疸，加茵陈汤调下。

四顺散

解小儿膈热，退壅盛，凉心经。

大黄　甘草　当归　芍药各等分①

上剉散，薄荷叶二叶煎服。

薄荷散

治热极生风，夹惊伤寒，痰涎壅盛。

薄荷半两　羌活　全蝎去毒　麻黄　甘草半分　僵蚕炒　天竺黄　白附子

上为末，薄荷汤调下一匙，略煎数沸，加竹沥少许。

七宝散

治时气头昏体热，夹食伤寒，乳母同服。

紫苏三钱　陈皮　桔梗　香附子各三钱　甘草　川芎　白芷各二钱　加麻黄去节

---

① 各等分：原脱，据《证治准绳》集之三《心脏部·发热》补。

上剉散，姜枣煎。有热加干葛、升麻、荆芥。

竹叶石膏汤

治伤寒表里俱虚，胸中烦闷，或得汗已解，内无津液，虚赢少气，虚烦。如伤寒未解，不可服。

石膏二两　半夏四钱　人参二钱　甘草二钱　麦门冬六钱，去心

上剉散，每服二钱，水一盏，青竹叶、生姜各四片，粳米六七十粒同煎。呕加生姜、竹叶。

柴胡石膏汤

治时行瘟疫，壮热恶风，头痛体疼，鼻塞咽干，心胸烦闷，寒热往来，痰实咳嗽，涕唾稠黏。

桑白皮　黄芩各三钱　升麻　石膏　前胡　柴胡　干葛各半两　荆芥三钱　赤芍药半两

上剉散，每服二钱，水一盏，姜三片，淡豉十粒煎。无汗加麻黄、半夏。

阴旦汤

治伤寒肢节疼痛，内寒外热，虚烦。

桂心六钱半，去皮　芍药　甘草各三钱半　干姜炮　黄芩各半两

上剉散，每服三钱，枣一枚同煎，温服略出汗。

白虎加人参汤

治伤寒若吐若下后，七八日不解，热结在里，表里俱热，恶寒，大渴，大汗出，烦渴不解，脉洪大者。

石膏二两　知母半两　甘草二钱半　粳米五勺　人参一分

上剉散，每服三钱，水煎，米熟为度，去滓温服。

玉露散

凉心经，解诸热，口燥咽干，烦渴躁啼，小便不利。

寒水石　石膏水飞　各二两　甘草三钱

上为末，每服半钱，麦门冬汤下。加辰砂、金箔，名桃红散，亦治急惊；入栀子，名金莲散；加滑石半两，名玉真散。汤氏方，治小儿秋夏伏暑，多有热，吐黄涎，头温，五心热，小便赤少，或干呕无物。先服香薷散，又宜服此方，生姜汁和白汤调下。

四逆汤

治阴证伤寒，自利不渴，呕吐，小便或涩或利，脉微欲绝，腹痛胀满，手足厥冷，吐利俱作，或咳或悸，内寒外热，四肢沉重，或汗出身疼痛而恶寒者①。

甘草一两　干姜一两半　附子一枚，生用

上剉散，每服三钱，水一盏，煎温服。

脱甲散

治伤寒体热，头目昏沉，不思饮食，夹惊夹食寒热，大小便闭涩或赤白，烦躁作渴，冷汗妄流，夹积伤滞，膈满腹急，日夜大热，及治伤风伤暑，惊痫客忤，疳热并宜服。

柴胡　当归　龙胆草　茯苓各三钱　人参二钱　知母三钱　甘草　川芎各二钱

上剉散，每服二钱，连须葱根三枚，水一盏，煎服。此方散热，扶表救里。表虚，令汗不妄行；里热，令气不闭结。外即通关，内即开渠。通关流行经络，开渠不壅脏腑。热在表里之间，施无不可，积传惊痫之候用攻效。

理中汤

方见吐泻门。

---

① 寒者：原脱，据《婴童百问》卷六《第五十三问伤寒表里》补。

大柴胡汤

方见痉痓。

大承气汤

方见痉痓。

痉痓方论

夫发痉之候，先伤于风，又感寒湿致之，此虚极生热，热极生风之甚者也。伤寒发热，头痛汗出，又自呕逆，汗之必发痉。湿家发汗稍多亦发痉，其证项背强直，腰身反①张，摇头瘈疭，噤口不语，发热肠②痛，其状可畏，病在足太阳经。刚痉无汗，柔痉有汗。其面红眼赤，牙紧手张，痰涎壅盛，昏愦烦渴，小便赤涩，先谵语而发者，此刚痉也，无汗当发汗。其大便滑泄，不语不渴，先手足冷而发者，此柔痉也，有汗当解肌，并以小续命汤加减。刚痉去附子，用麻黄；柔痉去麻黄，用附子，大便利厥者，则以熟附佐之。其间一证，身体壮热，谵语口干，手足反微寒，大便反滑泄，为此刚柔不分之痉。无汗，葛根汤主之；有汗，桂枝加葛根汤主之。无汗则用麻黄，有汗谨勿用也。其若痰塞气盛，则南星、半夏、茯苓以消其痰，枳实、陈皮、紫苏以顺其气。消痰则风止，气顺则神清，然后审其热之轻重而解利之。热轻者，败毒散；热盛者，小柴胡汤；壮热有汗，胸满口噤咬齿，而大便秘者，是为内实，大承气汤

---

① 反：原作"及"，据《婴童百问》卷三《第二十九问痉痓》改。
② 肠：《婴童百问》卷三《第二十九问痉痓》作"腹"，义胜。

下之，后用大柴胡汤解之。痓最难痊，十①救其一，过②三日难治，宜早疗之。

桂枝加葛根汤

治头疼，项背强几几，汗出恶风者。

桂枝　芍药　甘草各六钱半　葛根二两三钱

上剉散，生姜枣煎，每服二钱。

大承气汤

治刚痓胸满内实，口噤，大热发渴，大便闭塞。

大黄　芒硝各半两　厚朴一两　枳实二枚

上剉散，每服二钱，姜三片，水一盏，煎服。

大柴胡汤

治伤寒十余日，邪气结在里，往来寒热，大便秘涩，腹满胀，谵语，心中痞硬，饮食不下，或不大便五六日，绕脐痛，时时烦躁，及汗后如疟，日晚发热，脉有力者可服。

柴胡八钱，去芦　黄芩　芍药各三钱　半夏一分，炮　枳实半两，炒

上剉散，每服三钱，姜三片煎。

败毒散

小柴胡汤

方见伤寒。

小续命汤

方见中风。

① 十：原作"升"，据《婴童百问》卷三《第二十九问痉痓》改。
② 过：原脱，据《婴童百问》卷三《第二十九问痉痓》补。

伤风咳嗽

夫嗽者，肺感微寒。八九月间，肺气大旺，病嗽者，其病必实，非久病乎。其证面赤，痰盛身热，法当以葶苈丸下之，若久嗽不可下。冬月嗽，乃伤风也，当以麻黄汤汗之。有热证，面赤饮水，涎痰浓实，咽喉不利者，宜甘桔汤。有肺盛者，咳而后喘，面肿欲饮水，有不饮水者，其身即热，以泻白散泻之。有嗽而吐痰涎乳食者，以白饼子下之。

然肺主气，应于皮毛，肺为五脏华盖，小儿感于风寒，客于皮①肤，入伤肺经，微者咳嗽，重者喘急。肺伤于寒，则嗽多痰涎，喉中鸣急；肺伤于暖，则嗽声不通。壅滞于寒者，必散寒邪；伤于暖者，必泄壅滞。发散属以甘辛，即桂枝、麻黄、细辛者是也；涌泄系以酸苦，乃葶苈、大黄是也，更五味、乌梅之酸，可以饮肺气，亦治咳嗽之要药也。久嗽不已，必主惊悸顽涎，血脉灌②脸。其嗽传受五脏，或吐逆，或痰涎，或厥冷，或恐悸，甚而至于眼目两眶紫黑，如物伤损，眼白红赤如血，谓之血眼。治之之法，当用生地黄及黑豆温研成膏，掩于眼上，而眼肿黑自消，其血于眼泪而出，真良方也，兼服麦煎散而嗽自止。久嗽成痫，当服散痫等剂。

凡治嗽，先要发散寒邪，然后服宽气化痰止嗽之药，宜九宝饮、华盖散、葶苈丸、抱龙丸、细辛五味子汤。如有热，可服凉肺之药，柴胡、黄芩等剂并③泻白散。痰多气喘，用金星

---

① 皮：此后原衍"毛"字，据《婴童百问》卷六《第五十四问伤寒咳嗽伤风》删。

② 灌：原作"曨"，据《婴童百问》卷六《第五十四问伤寒咳嗽伤风》改。

③ 并：原脱，据《婴童百问》卷六《第五十四问伤寒咳嗽伤风》补。

丸利痰，却服前药，后服百部丸、天麻定喘饮，调理而安。冷证咳嗽，小青龙汤加杏仁，去麻黄。有热及时气咳嗽，柴胡散、柴胡石膏汤、生犀散。有惊咳嗽，天麻防风丸、惺惺散、化风丹。金沸草散、三拗汤加减，乃治伤风咳嗽之常剂也。和解汤，治四时感冒，可加减服。

九宝饮

治小儿咳嗽，是肺感寒，须是表散了却，服止嗽药。

麻黄去节　大腹皮　紫苏各半两　陈皮　杏仁去皮尖　肉桂去皮　桑白皮炙　枳壳各二钱半　甘草一钱半　加龙脑叶

上剉散，每服二钱，生姜、乌梅煎。冷嗽去龙脑叶，热去桂、陈皮。

三拗汤

治感冒风邪，鼻塞声重，语音不出，或伤风头疼目眩，四肢拘倦，咳嗽多痰，胸满气短。

麻黄不去节　杏仁不去皮尖　甘草各等分

上剉散，每服三钱，姜葱根煎，温服，取汗为度。一方加荆芥、桔梗。嗽甚加五味子、细辛。又方麻黄（去节）、杏仁（去皮尖）、甘草（炙），名三和汤。有热加前胡，有痰加半夏。

华盖散

治肺感寒邪，咳嗽上气，胸膈烦闷，项背拘急，声重鼻塞，头目昏眩，痰气不利。

麻黄去节　紫苏子炒　桑白皮炙　杏仁去皮尖　茯苓　陈皮各半两　甘草二钱

上剉散，每服二钱，水半盏煎，食后服。

金沸草散

治伤风化痰，头目昏痛，往来寒热，肢疼烦闷，痰涎不利，咳嗽喘逆①，涕唾稠黏，壮热恶风。

金沸草　荆芥一两半　前胡　麻黄各一两，去节　甘草半两　半夏七钱　赤芍药七钱

上剉散，每服二钱，姜枣煎，温服。有寒邪则汗出，嗽甚加杏仁、五味子。

加减金沸草散

治伤寒中脘有痰，令人壮②热头疼，筋脉③紧急，时发寒热，皆类伤风，但不头疼为异。

前胡　旋覆花各一两　荆芥一两三钱　赤茯苓七钱　细辛　甘草　半夏炮　各四钱

上剉散，姜枣煎，热服，未愈再服。

麦煎散

治小儿夹惊伤寒，吐逆壮热，表里不解，气粗喘急，面赤自汗，或狂语惊叫，或不叫语无汗，及瘾疹遍身赤痒，往来潮热，时行麻痘疹子，余毒未尽，浑身浮肿，痰涎咳嗽，或变急慢风，手足搐，眼目上视，及伤风头疼并治。

滑石　地骨皮　赤芍药　石膏　茯苓　杏仁去皮尖　知母　甘草　葶苈炒　人参各五钱　麻黄去节，一两半

上为末，每服一钱，用麦子煎汤调下。如小儿初生，感冒风冷，鼻塞身热，喷嚏多啼，每一字，小麦子煎汤调下。一方

---

① 逆：原脱，据《婴童百问》卷六《第五十四问伤寒咳嗽伤风》补。

② 壮：原作"吐"，据《婴童百问》卷六《第五十四问伤寒咳嗽伤风》改。

③ 脉：原脱，据《婴童百问》卷六《第五十四问伤寒咳嗽伤风》补。

去地骨皮、滑石，加羌活、川芎，薄荷煎汤调下。

生犀散

治咳嗽痰逆喘满，心忪惊悸，风热。

杏仁三钱，去皮尖　桔梗二钱　茯苓一钱　前胡一钱半　人参一钱　半夏二钱　五味子一钱半　甘草一钱

上剉散，每服二钱，生姜、薄荷煎。有热，加羌活，或加麻黄。

化风丹

治伤风咳嗽，痰壅生惊。

羌活　川独活　防风　天麻　川芎　荆芥　南星炮　各半两　人参三钱　甘草三钱

上为末，炼蜜丸如芡实子大，以辰砂为衣，薄荷汤下。一方加蝉蜕、全蝎。

天麻定喘饮

治小儿喘嗽惊风。

天麻　防风　甘草　人参　桔梗　白术　川芎　半夏各等分

上剉散，每服二钱，姜二片、麦门冬十四粒同煎，食后服。有热去白术，加芍药、枳壳。

和解汤

治小儿四时感冒寒邪，壮热烦躁，鼻塞多涕，惊悸自汗，肢体疼痛，及疮疹已发未发，皆可服。

升麻　甘草各半两　羌活　防风　川芎　人参各一两　干葛　芍药各半两

上剉散，每服二钱，姜枣煎，加荆芥。无汗加麻黄，咳嗽加杏仁、五味子、桔梗。

红绵散

治伤风咳嗽，鼻塞流涕，退热化痰，亦治乳嗽。

全蝎五个，去毒　麻黄去节　僵蚕　川芎　白芷　天麻各二钱　甘草一钱　苏木一钱　桔梗二钱

上剉散，每服二钱，用绵包裹煎服。有热加荆芥。一方有防风、羌活、白附子、蝉蜕、茯苓、藿香，随加减。

神术散

治伤风发热口渴。

前胡　桔梗　干葛　荆芥　台芎　白芷　苍术制　各半两甘草二钱

上剉散，每服二钱，姜十片同煎。

羌活汤

解利邪气伤风。

羌活　防风　川芎　人参各等分

上剉散，每服二钱，生姜、薄荷煎，加芍药、甘草。

细辛五味子汤

治肺经不足，胃气怯弱，或冒风邪，或停寒有饮，咳嗽倚息，不得安卧，胸满短气，干呕作热，或吐涎沫，头目昏眩，身体疼，语声不出，不问新久，并服之。

细辛　半夏炮　各四钱　乌梅　甘草各半两　罂粟壳去蒂，炒　五味子各一两　桑白皮六钱，炙

上剉散，每服二钱，生姜五片煎。

粉红丸

治伤风，化痰，退热，治惊。

胆星四钱　天竺黄　枯矾　辰砂　坯①各三钱

上为末，甘草膏丸如梧子大，生姜汤磨下。有热，薄荷汤下。

抱龙丸

治伤风温疫，身热气粗，痰实壅盛，咳嗽，常服安神。

胆制一两　天竺黄　雄黄　辰砂各二钱　麝香少许

上为末，甘草膏丸樱桃大，薄荷磨下。有痰喘，加枯矾。

百部丸

治小儿肺寒壅，咳嗽有痰。

百部炒　麻黄去节　各一两　杏仁四十粒，去皮尖，略炒　又②方加甘草二钱半

上为末，炼蜜丸芡实大，熟汤化下。仲③阳加松子仁肉五十粒（炒、焙），丸，含化，更加胡桃肉极妙。

葶苈丸

治乳食冲脾，咳嗽伤风，面赤痰盛，身热喘促，化痰止嗽，宽气进食。

葶苈炒　防己　黑豆炒　杏仁去皮尖，麸炒，一两，另研

上为末，研入杏膏拌匀，取蒸枣肉，捣为丸，麻子大，每服五丸，淡姜汤下，临夜服，量大小加减。

泻白散

化痰止嗽，宽气进食。

①　坯：指坯子胭脂，即染胭脂。
②　又：原作"幼"，据文义改。
③　仲：原作"伸"，据《婴童百问》卷六《第五十四问伤寒咳嗽伤风》改。

地骨皮　桑白皮炙　各一两　甘草一钱，炙

上剉散，每服二钱，粳米煎。

柴胡散

方见潮热。

柴胡石膏汤

方见伤寒。

惺惺散

百晬内嗽方论

百晬内嗽者，此名乳嗽，实难调理，亦恶证也，当审虚实而施治焉，实者散之，虚者补之。其证气粗痰盛，发散后，可利之，比金丸等药主之，散其实也。又有呕吐后惊悸，困倦自汗，当用补肺散、天麻散、益黄散补其虚也。惊嗽，琥珀散主之。如未满百晬，咳嗽不止，宜服天麻丸。

补肺散

又名阿胶散。治小儿久患咳嗽，气急有痰，恶心喘急，肺虚。

阿胶一两半，炒　鼠黏子一分，炒　马兜铃半两　杏仁七粒，去皮尖　糯米一两　甘草半两

上剉散，每服二钱，水一盏煎，食后服。

天麻散

治小儿咳嗽有痰，气壅面红。

南星半两，水浸五日，春秋五日，夏三①日　天麻三钱　辰砂一

---

① 夏三：原脱，据嘉靖六卷本补。

钱　麝香一字

上为末，每服一字，用杏仁汤调下，人参汤亦可。

天麻丸

治小儿未满百晬，咳嗽不止，名乳嗽。

天麻　蝉蜕　僵蚕　人参各一钱　川芎一钱半　甘草二钱　明砂半钱　辰砂二钱　天竺黄一钱　胆制二钱　白附子　坯　雄黄各一①钱　金箔五片

上为末，炼蜜丸如鸡头实大，金箔为衣，每服一丸，薄荷汤下。此药治惊风急惊、咳嗽有痰。

比金丸

方见惊痫。

益黄散

方见

琥珀散

方见急惊。

喘急哮呱方论

议曰：小儿有因惊暴触心，肺气虚发喘者；有伤寒肺气壅盛发喘者；有感风咳嗽，肺虚发喘者；有因食咸酸，伤肺气，发虚痰作喘者；有食毒物热物，冒触三焦，肝肺气逆②作喘者。喘与气急同出而异名也，别之轻重耳。疾③究两端，喘即口开，

---

① 一：原脱，据嘉靖六卷本补。
② 逆：原脱，据《婴童百问》卷六《第五十六问喘急》补。
③ 疾：原作"痰"，据《活幼口议》卷十九《喘急证候方议》改。

隘于胸臆，气急即取息短满，心神迷闷，盛则加之喘促。其因惊发喘，逆触心肺，暴急张口，虚烦神困者，大效雄朱化痰定喘丸主之，佐以天麻定喘饮乃效。其伤寒肺气壅盛发喘者，是表不解，以小青龙汤、麻黄杏子草膏汤，辨其冷热而施治焉。其感风咳嗽，肺虚发喘，则三拗汤加减治之。其食咸酸而喘者，唊①以生腐，有热以凉肺定喘之剂治也。又有哮吼喘者，喉间如拽锯之声，可服梅花饮子并半夏丸。许叔②微治十六般哮喘之法，服之无不愈。又有汗下之后而喘急，葛根黄连黄芩汤，加葶苈，宽气进食，《千金》射干汤，服之皆效。

大效雄朱化痰定喘丸

治因惊发喘，逆触心肺，暴急张口，虚烦神困。

雄黄　朱砂各一钱　蝉蜕　全蝎炒　僵蚕炒　南星　白附子煨　各一钱　轻粉半钱

上为末，面糊丸麻子大，每服二十丸，薄荷茶清下，食后服。

麻黄杏子草膏汤

治伤寒发汗后，不可更行桂枝汤。汗出而喘，无大热，下后喘亦治。

麻黄二两，去节　杏仁二十五粒，去皮尖　石膏四两　甘草二两

上剉散，每服二钱。

人参散

治喘嗽发热，气喘面红。

---

① 唊：原作"痰"，据《婴童百问》卷六《第五十六问喘急》改。
② 叔：原作"升"，据《婴童百问》卷六《第五十六问喘急》改。

人参　天花粉

上为末，每半钱，蜜水调下。

紫菀汤

治喘咳哮吼。

紫菀茸　贝母　真苏子炒　杏仁去皮尖　桔梗　陈皮　麻黄去节　半夏　茯苓　桑白皮炙　甘草各等分

上剉散，每服二钱，生姜三片，紫苏叶三叶同煎。

紫苏饮

治咳逆上气，因乳哺无度，内挟风冷，伤于肺气，或啼叫未定，即与乳吃，乳与气相逆，气不得下。

真苏子　诃子　萝卜子炒　杏仁去皮尖　木香　人参各半两　青皮　甘草各四钱

上剉散，每服二钱，水一盏，姜二片煎，量大小加减。

真珠丸

治喘嗽，化风痰。

南星炮　半夏炮　各一两　明矾半两，炒

上为末①，姜糊丸麻子大，辰砂为衣，每服三十丸，姜汤下。一方雄黄为衣，名青金丸。

雄黄丸

治小儿诸般喘嗽，盐醋等齁哮吼。

雄黄半两　信石三钱，白者　半夏一两　白矾三钱　巴豆二钱，去心膜油

上将白矾同信末二件拌匀，焙干，再研，再炒，入前药末

---

① 末：原脱，据嘉靖六卷本补。

内和匀，糊丸粟米大，辰砂为衣，每服五七丸，临卧用桑白皮煎汤吞下，或清茶亦可。

治十六般哮嗽方

阿胶一两，炒　马兜铃　甘草　半夏姜汁浸三日　杏仁去皮尖
各一两　人参半两

上剉散，每服二钱，随病有汤使，临卧食后服。心嗽面赤或汗流，干葛煎汤服。肝嗽眼中泪出，入乌梅一个，糯米十四粒煎。脾嗽不思饮食，或恶心，入生姜三片煎。胃嗽吐逆酸水，入蚌粉煎。胆嗽不睡，用药半两，茶清调下。肺嗽上气喘急，入桑白皮煎。膈嗽出痰如圆块，入生姜自然汁服。劳嗽入秦艽煎。冷嗽至天晓，入葱白煎。血嗽连频不住，入当归、枣子煎。暴嗽涕唾稠黏，入乌梅、生姜煎。气嗽肚疼腹满，入青皮煎。哮嗽如拽锯，入半夏二枚同煎。肾嗽时复三两声，入黄芪①、白饴糖煎。今依此法煎，无不效矣。

《千金》射干汤

治小儿咳嗽，喘息如水鸡声。

射干　麻黄　紫菀　甘草　生姜各半两　半夏三钱　桂心二
钱　大枣十五枚

上剉散，每服二钱，水一盏半煎，入蜜少许服。

梅花饮子

治小儿惊热，潮热，积热，五脏蕴热，上焦壅热②，手足心热，喉中多痰涎，面色或红或白，嗌呀，鼻流清涕，气急，

---

① 芪：原作"藏"，据《婴童百问》卷六《第五十六问喘急》改。
② 热：原脱，据《婴童百问》卷六《第五十六问喘急》补。

肝肺壅热，目赤咳嗽，或被人惊，夜啼不安，或伤寒渐安，尚有余热，亦宜服，化痰退热。

硼砂　牙硝　芒硝　人参二两　甘草各半两　辰砂　梅花脑子① 麝香各一分

上八味为末，以瓶收之，遇有此证，服一匙，麦门冬汤调下。气喘咳嗽，桑白皮汤调下，常服金银汤下。

半夏丸

治肺气不调，咳嗽喘满，痰涎壅塞，心下坚满，及风痰，呕吐恶心，涕唾稠黏。

白矾一两半，焙　半夏三两，炮七次，姜汁制一宿

上为末，生姜自然汁丸赤豆大，每服十丸，生姜汤吞下。

治咳嗽方

雄黄一钱　寒水石二钱　半夏三钱　鹅管石一钱半　信石一钱　绿豆粉半两　一方有硼砂、枯白矾、南星

上为末，糊丸麻子大，临卧茶清吞下。

解肌散

治小儿伤寒，伤风咳嗽，面红赤，嗌呀，浑身壮热，服人参散后热退，若稍轻，脉候不洪数，面不赤烦躁，只服此。

人参三钱　石膏　麻黄各四钱，去节　甘草二钱　杏仁四十四个，去皮尖　葶苈一钱，炒　茯苓　钩藤　桔梗　川芎各三钱

上剉散，每服一钱，枣子煎服。如麻痘之证，不宜服。

潮热方论

夫潮热者，时间发热，过时即退，来日依时发热，此欲发

---

① 梅花脑子：龙脑香之状如梅花片者，为冰片上品。

惊也。发来潮热，瘴气风热，两日一发，三日一发，并用梨浆饮主之。王氏云：潮热乃是血气壅实，五脏生热，熏发于外，故令发热。《伤寒论》云：潮热者，实热也，当利大便，大柴胡、承气汤主之。虚热者，地骨皮散、犀角饮、鳖甲饮、灵犀饮等主之。

梨浆饮子

治潮热，荣热，卫热，两日一发，三日一发，五脏热，疟热，寒热①，邪热，夜发瘴疟独热。

青蒿取头，用童子小便浸三次，干为度　柴胡　人参　黄芩　前胡　秦艽　甘草或加生地黄

上剉散，每服一钱，水一盏煎，入生藕、生梨、薄荷叶煎。

地骨皮散

治虚热，亦治伤寒壮热。

知母　柴胡　甘草　人参　地骨皮　茯苓　半夏

上剉散，生姜三片煎。有惊热，加蝉蜕、天麻、黄芩。《全婴方》加秦艽，名秦艽饮子。

犀角饮

治小儿骨热蒸，潮热盗汗，肌瘦。

犀角屑　鳖甲炙　柴胡　知母　地骨皮　胡黄连各半两　大黄　桃枝各二钱半

上剉散，每服二钱，水煎。

鳖甲饮

治潮热骨蒸，盗汗，咳嗽多渴，心躁多惊，面黄瘦。

---

① 热：原脱，据《婴童百问》卷六《第五十七问潮热》补。

鳖甲炙　地骨皮　秦艽　柴胡　枳壳炒　知母　当归各等分

上剉散，每服二钱，桃、柳枝各三寸，乌梅一个，同煎。

灵犀饮

治小儿骨蒸，潮热盗汗，咳嗽，可食多渴，面黄消瘦。

犀角　秦艽　甘草　羌活　柴胡　桔梗　地骨皮　胡黄连
各半两　茯苓　人参各一两

上剉散，每服二钱，乌梅、竹叶煎。

生犀散

治小儿骨蒸肌瘦，颊①赤口渴，日夜潮热，夜有盗汗，五心烦热，四肢困倦，饮食虽多，不生肌肉，及大病后余热不解，或伤寒病瘥后，因食羊肉，体热不除。

地骨皮　秦艽　人参　羚羊角　大黄　麦门冬去心　枳壳
柴胡　茯苓　赤芍药　桑白皮　鳖甲炙　各等分②

上剉散，每服二钱，入青蒿少许煎服，亦治疳劳。

柴胡散

治小儿骨蒸潮热，面黄瘦弱。

柴胡　地骨皮　甘草各半两

上剉散，每服二钱，水一小盏煎。

青蒿散

治小儿肌瘦潮热。

青蒿三钱　甘草一钱　乌梅一个　小麦五十粒

上剉散，水一碗，煎至三分，去滓，分三次服。

---

① 颊：原作"颇"，据《太平惠民和剂局方》卷十《治小儿诸疾》改。
② 各等分：原作"等"，据嘉靖六卷本改。

壮热温壮方论

夫壮热者，一向热而不已，甚则要发惊痫也。温壮者，但温而不热也。巢氏云：壮热者，是热气盛，熏发于外，故令身体壮热，其热无渐，大体与温壮相似，少有异者，热加甚也。此证宜服惺惺散、羌活散，轻剂治之，甚则柴胡、黄芩、干葛之剂散之。夫温壮者，由小儿脏腑不调，内有伏热，或挟宿寒，皆抟于胃气，故令不和，气行壅涩，蕴积体热，名曰温壮。大便黄而臭者，内有伏热。其大便白而酸臭者，则挟宿寒故也，宜温之，服理中、四君子辈，加桂治之。散热宜五苓散并白虎汤主之。如腹中有伏热温壮，柴苓汤主之。其心神不宁，大腑秘结，二黄犀角散主之。温壮常热不止，牛黄散主之。凡解后余热不退，可服地骨皮散、黄龙汤。壮热，《直指》羚羊角汤。诸惊壮热治下后热不退，身热，百骨节疼，栀子仁汤、连翘饮、六物黄芩汤、五物人参饮对证选用。古法去伏热则用龙胆汤，去宿滞则用紫霜丸，当效其法而治之。

柴苓汤

治小儿腹中有伏热，温壮来去。

柴胡五钱　麦门冬去心　人参　茯苓　甘草各二钱半　黄芩二钱

上剉散，每服二钱，入小麦二十粒，竹叶一片煎，温服。

二黄犀角散

治小儿身体温壮，心神不安，大腑秘热。

犀角屑　大黄煨　钩藤　栀子仁　甘草　黄芩各等分

上为末，量大小加减，热汤调下。

牛黄散

治小儿温壮，身体常热不止。

牛黄　甘草　柴胡　栀子仁　龙胆草　黄芩各一钱

上为末，每服半钱，金银汤下。

黄龙汤

治伤寒身热不退。

柴胡五钱　黄芩　甘草二钱　赤芍药三钱①

上剉散，每服二钱，姜枣煎。

连翘饮

治小儿一切热。

连翘三钱　栀子仁　甘草各一钱　防风三钱，去芦

上剉散，每服二钱，白水煎。

羚羊角汤

治诸热惊热。

羚羊角　蝉蜕　茯神　麦门冬　柴胡各三钱　地骨皮二钱
黄芩　甘草各一钱

上剉散，每服二钱，姜枣煎。

栀子仁汤

治伤寒壮热，下后热不退，百节疼痛。

栀子仁　赤芍药　大青　知母各五钱　升麻　黄芩　石膏各
一②两　柴胡七钱　甘草三钱　杏仁一两，去皮尖，炒

上剉散，每服三钱，水一盏，生姜三片，豆豉一百粒煎。

六物黄芩汤

治天行壮热，小腹大热有进退，食不化。

① 三钱：此前原衍"各"字，据嘉靖六卷本删。
② 一：原脱，据嘉靖六卷本补。

黄芩　大青　甘草　麦门冬去心　石膏各半两　桂心三钱

上剉散，每服三钱，白水煎，温服。

理中汤

方见吐泻。

五苓散

方见伤寒。

四君子汤

方见脾胃。

五物人参汤

方见伤寒。

白虎汤

方见伤寒。

校注后记

　　《袖珍小儿方》成书于明永乐三年（1405），为明代医家徐用宣编集的一部儿科著作。徐用宣，堂号存诚药室，衢县（今浙江衢州）人。徐氏出生于世医之家，早年习儒，后究心医学，至晚年贯通其理，深得要领，尤精儿科，主宗钱乙。徐氏以世传小儿方书浩瀚，多得此失彼，殊无旨归，故广收小儿诸家方书，择取良方，参以己意，编成是书。书名袖珍者，盖取其袖中所藏之宝，易于出入，便于检阅之意；书中所载方论缜细精妙，兼备诸门，若人有危疾，按方得一匕剂，则其效捷响应也。

1. 主要内容

　　此书卷一总论儿科诊法，载虎口脉纹图、水镜诀、诊脉歌诀、察形色图等，卷二至卷六分述小儿初生护养之法及变蒸、惊痫、诸疳、伤寒、痉痓、咳喘、发热等儿科病证。每病介绍病因病机及证候表现，或断以歌诀，或详以论议，广泛采纳明以前儿科病证诊疗经验。除内服方药外，其所列外治法多样。如治小儿初生大小便不通，腹胀欲绝者，急令妇人以温水漱口，吸咂儿前后心并脐、两手足心共七处，每一处凡三五次，漱口吸咂，取红赤为度，须臾自通；治小儿初生遍身无皮，但是红肉，速以白早米粉干扑，候生皮方止；治小儿初生七日肾缩，以硫黄、吴茱萸各五钱，研大蒜调，涂其腹；治小儿客忤，用灶中黄土、蚯蚓粪各等分研细，水调，涂小儿头上及五心上。其所提出小儿初生护养之法，至今仍有借鉴意义："小儿始生，肌肤未实，不可暖衣，暖甚则令肌骨缓弱。宜频见风日，若不见风日，则肌肤脆软，易得损伤。当以故絮着衣，勿加新绵，天气和暖之时，抱出日中嬉戏，数见风日，则血凝气刚，肌肉坚硬，可耐风寒，不致疾病。若藏于帷帐之内，重衣温暖，譬如阴地草木，不见风日，软脆不任风寒。当以薄衣，但令背暖。薄衣之法，当从秋习之，不可以春夏卒减其衣，否则令中风寒。所以从秋习之者，以渐稍寒，如此则必耐寒。冬月但着两薄襦，一复裳耳。若不忍见其寒，适当略加耳。若爱而暖之，适所以害之也。""所谓忍三分寒，吃七分饱，频揉肚，少澡洗，及要背暖肚暖足暖，要头凉心胸凉。"总之，此书于小儿证候阴阳逆顺，原委明尽，传变补泻，条理秩然，一览间可得其旨趣。明万历二年（1574），太医院吏目庄应祺督同孟继孔、祝大年在《袖珍小儿方》的基础上，补以《蔡氏痘疹方论》《博爱心鉴痘疹方论》，集成《补要袖珍小儿方论》十卷。

2. 版本考证

据"袖珍小儿方引"落款"永乐三年己酉岁春二月三衢徐用宣书"，可知此书成于明永乐三年（1405）。据弘治三年（1490）潘祺"袖珍小儿方序"，天顺年间抚蜀都宪贵溪丘宗用幼儿失调，延请徐用宣之孙诊治，刻期而愈，因询其故，得以见用宣手稿，遂礼求得之，后丘氏于弘治三年授蜀藩大方伯文安邢表录梓。至弘治十年（1497），大方伯淮阴叶氏见此书已漫漶，遂命江西瑞州府知府晋阳李思仁重刻，将此书厘为二册。嗣后正德元年（1506）又经日新书堂新刊。据嘉靖十一年（1532）吴诚"跋袖珍小儿方后"，言郡有旧刻《袖珍小儿方》，尤患鲁鱼亥豕讹，故大中丞古杭江楼钱宏命赣州府学教授吴诚校正、陈琦重刊。《中国中医古籍总目》著录《（袖珍）小儿方》六卷，现存明永乐三年（1405）刻本（题《新刊袖珍小儿经验良方》），藏于中国科学院上海生命科学图书馆；明刻本，藏于上海图书馆。《新编中国中医古籍总目》著录《袖珍小儿方》十卷，现存明永乐三年（1405）刻本（题《新刊袖珍小儿经验良方》），藏于中国科学院上海生命科学图书馆（存卷三、四、六至十）；明弘治三年（1490）邢表刻十年（1497）瑞州府重修嘉靖十一年（1532）茶陵陈琦递修本，藏于安徽省图书馆；明刻本，藏于上海图书馆（存六卷）；清抄本，藏于河北中医药大学图书馆。1995年齐鲁书社出版的《四库全书存目丛书·子部四一》中收有此书，系据上海图书馆藏明刻本影印。此外，《海外中医珍善本古籍丛刊》中收有此书，系据日本国立公文书馆内阁文库藏明嘉靖十一年（1532）赣州府刻本（配补抄本）影印。

校注者

2024 年 7 月

方名索引

总 书 目

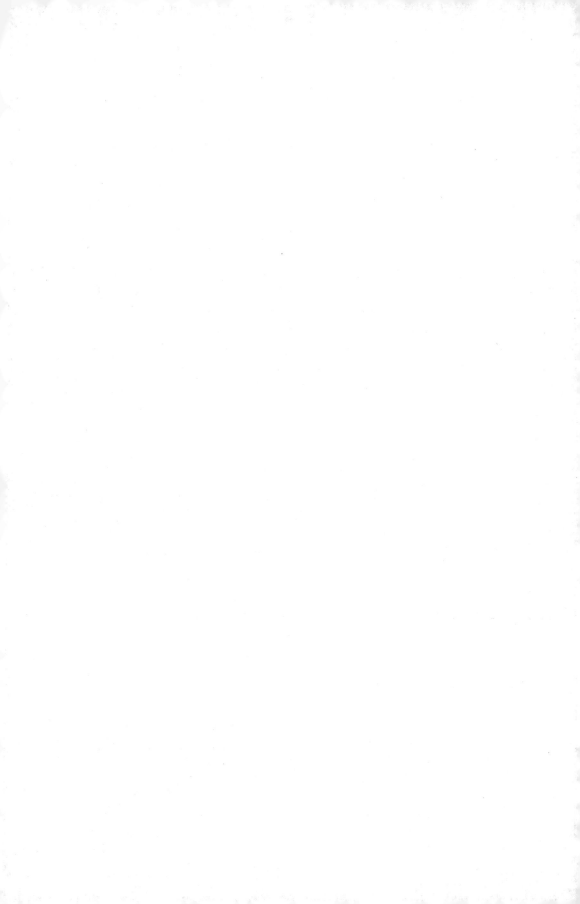